賢くしなやかに生きる

脳の使い方

中野信子

宝島社

わたしたちはいま、とても先が見えづらい時代を生きています。

　もちろん、長い歴史のなかで、先が確実に見えていた時代などはありません。ですが、現代はとりわけ時間と情報の流れが激しく、これまでの人類史になかった速度で、迅速に変化に対応することが求められる時代となりました。

　特に2019年に発生した新型コロナウイルス感染症は、またたく間にパンデミックとなり、グローバルにつながった世界とわたしたちの生活に突如として襲いかかりました。

　それまであたりまえのように過ごしていた日常が、たった数日で一変するという事態を、わたしたちは目の当たりにしたのです。

　日頃、わたしたちの生活の基幹を支える医療関係者やエッセンシャルワーカーに大きな負担がのしかかりました。また、行動制限がかけられたことで、飲食業や観光業をはじめ、仕事に大きな打撃を受けた人がたくさん現れました。

経済的な不安を抱えつつも、実際に仕事を辞めたり事業を停止したりせざるを得なかった人もいました。子どもにとってもっとも大切な教育の機会が、一時的に奪われたり制限されたりもしました。

　2023年5月、WHOは新型コロナウイルス感染症の「緊急事態宣言」終了を発表したものの、新型コロナはいまも存在し続けています。
　さらに、2022年2月にはロシアが突如ウクライナに侵攻し、これもまた世界中に大きな衝撃を与えました。

　互恵関係を享受する融和的な社会を指向して、グローバルにつながっていた世界経済のシステムが、またもや大きなリスクにさらされてしまったのです。
　世界的にエネルギー資源の調達が困難となる地域が続出し、日本は歴史的な円安になるなど、わたしたちの日常生活を直撃しました。

　もう少し視野を広げれば、わたしたちはそもそも、自らの活動の帰結としての気候変動という地球規模の変化の真っ只中にいます。
　毎年、これまでのデータからは予測できないような、異常値を更新する大雨や熱波などによる災害が世界各

地に襲いかかるようになりました。

　脱炭素化に向けた動きがはじまっているものの、各国の思惑の違いにより、連帯して効果的に対処しているとはいえない状況です。

　こうした不安定な状況から受ける圧力を、人間は甘んじて受け止め、生き延びていけるほど、強くいられるものでしょうか。

　繰り返される、いつ起きるともわからない未曽有の災害や、日常生活が直接的に脅かされる可能性のある経済危機、戦争……。人類はいままさに、試されているといっていいようなフェーズにいるのかもしれません。

　例えば、このように感じて生きている人も多いと思います。

・これまでうまくいっていた方法や考え方が通じなくなってきた。
・先が見通せないため、将来のことを考えると「うまくやっていけるのか」とても不安になる。
・こんな時代に成功している人を目にすると、イライラしたり、怒りを抑えられなくなったりする。
・職場などがギスギスしはじめていて、同僚やママ友たちとの人間関係もよくない。
・上司の理不尽なパワハラに悩まされているが、仕事を

辞めることも難しく、行き場がない。

・お金の不安が絶えず、いつもぎりぎりで生きている気がする。

・「なぜ自分だけが？」と、ときどき深く落ち込んでしまう。

・自分が世間から否定されているようで、自分に自信を持てなくなってしまった。

　こんな気持ちを抱えながら、わたしたちはいったいこれからの世界をどのように生き抜いていけばいいのでしょう？

　そこで本書は、その手がかりとして、脳科学や心理学などの科学的知見をベースにした考え方や、より具体的な対処の方法などを紹介していきます。

　実は、将来に対して不安になったり、うまくいっている人を妬んだり、自分を否定して「嫌な気持ち」になるのは、おかしいことでもなんでもありません。

　それは、脳科学の観点から見ると、実は人間としてごくあたりまえの状態なのです。

　脳には外敵から身を守り、わたしたちを生き延びさせ

るためにこそ、不安や恐れといった「嫌な気持ち」を感じさせる機能がもともと備わっています。

確かに、大昔の人類が野獣などに襲われて死に絶えないようにするためには、過去の痛い経験をしっかりと記憶し、同じような場面に遭遇しかねないリスクのあるときに、より敏感に不安や恐れを感じとって、その事態を回避する機能が重要であったことでしょう。

とはいえ、そうした人間の生来の機能が、いまの時代を生きるうえでは逆に足かせとなったり、過剰に表れてしまって周囲とのバランスを崩したりする面もあります。

そこでポイントになるのは、まず自分の脳の性質を理解したうえで、自分が見舞われる状況に応じて、自分の頭で考え、判断し、適切に対処していく姿勢です。

本書では、わたしたちの多くが悩みがちな「人間関係」「恋愛」「お金」の問題にはじまり、健全な「自己肯定感」の育み方や、不安や妬みなどの「嫌な気持ち」への対処法を紹介していきます。

また、自分を変えていくための正しい「努力」の方法

や、「運」についても見ていきます。

　これらはすべて、「自分を丁寧に扱う」ためのメソッドといえるでしょう。

　本書で紹介する100のメソッドを、自身の生活のなかで少しでも生かしていけば、それをきっかけにして道が開けていき、より自由や自分なりの幸せを感じながら生きられるようになっていくはずです。

　大切なことは、根拠のない情報に振り回されないこと。

　そして、自分を丁寧に扱いながら、本書でたびたび言及する「メタ認知」の力を使って、自分自身を正しくコントロールしていくことです。

　本書で紹介するメソッドは、ご自身の興味のあるところから活用していけます。どのページからでも気軽にお読みいただき、脳科学をベースにした考え方のきっかけをつかんだあとは、ぜひ日常生活のなかで実践してみてください。

　脳科学をベースとしたメソッドを手に入れて、賢く、楽しみながら、生きていきましょう。

CONTENTS

CONTENTS

CHAPTER 5

自己肯定感を高める
脳の使い方

CHAPTER 6

「嫌な気持ち」に
対処する方法

CHAPTER

7

報われる
正しい努力の方法

CONTENTS

CHAPTER
10

人生の質を
高める方法

はじめに

「自分」に焦点をあてた
混迷の時代を生き抜くためのメソッド

● ますます「先が見えない」時代になった

2020年代に入り、いまわたしたちが生きる世界は混迷を極めているように見えます。多くの人を驚かせたのは、まず、予期しないかたちで新型コロナウイルス感染症がわたしたちを襲ったことではなかったでしょうか。

パンデミックが起きたことで、心身の健康を損なったり、大切な人を亡くしたりした人も少なくないと思います。また、飲食業や観光業をはじめ、仕事を失ったり、事業の縮小を余儀なくされたりした人もとても多かったことでしょう。

そうでなくとも、景気の先行きがより見えにくくなったことで、将来に対する不安にとらわれる人も増えています。

折しも2022年には、ロシアがウクライナへ侵攻し、過去の教訓を生かしていたはずの人類が、21世紀になっても、旧来のような戦争を仕掛けることをまざまざと見せつけられました。

結果として、エネルギー不安やインフレーションなどの経済不安が、またしてもグローバルにつながった世界を震撼させています。

● 科学的知見をベースにしたメソッドがある

これらの出来事は、突然起きたかのように感じられるかもしれませんが、実は各分野の専門家からは、つねに警鐘が鳴らされていたことでもあります。その意味では、地球温暖化がその一因とされる自然災害もまた、前例のない規模でわたしたちに襲いかかるようになったものごとのひとつです。

こうした時代を生きるなかでは、わたしたちは将来の不安や恐れを感じないほうが、むしろ難しいといえるのかもしれません。

また、それによって罪のない他者に対して理不尽ないらだちや怒りを感じたり、あるいは不安感情が強くなって気持ちが落ち込んだりして、絶望感の淵（ふち）へと追い込まれる人も増えています。

　わたしたちは、いったいこれからなにに希望を持ち、どのように自分の人生を生きていけばいいのでしょうか？

　もちろん答えは人それぞれですが、本書では脳科学や心理学などの科学的知見をベースにして、その手がかりとなる考え方をお伝えします。より具体的な方法にも踏み込み、賢く楽に生きるために知っておきたいメソッドを、テーマごとにまとめて100個用意しました。

● 他人は変えられないが自分は変えられる

　CHAPTER 1 は、多くの人の悩みの原因といっても過言ではない、「人間関係」の悩みから解放されるための手がかりを紹介します。

　人間関係の悩みに対処するうえで基本となる姿勢は、「他人は変えられない」ということです。誰しも他人を思うがままコントロールすることはできないし、ある特定の条件下では可能であったとしても、それは決して許されることではないでしょう。

　しかし、自分の対処の仕方を変えたり、まわりの環境を整えたりすることで、他人からの影響をコントロールすることはできます。そのための手がかりとなる考え方をお伝えします。

　CHAPTER 2 は、特定の人間関係にフォーカスした対処法を紹介します。特に、多くの人が悩みがちな「職場」「家庭」「育児」において、いわゆる「苦手な人」との関係をうまくマネジメントする方法がそれにあたります。

　いまは、職場や学校などでパワーハラスメントやセクシャルハラスメントが問題化しており、被害に遭われた方や遭いそうな予感がある方がたくさんいます。また、対応がブレがちな、子どもに対する「ほめ方」などの情報も含めて、実践的な対処法を紹介します。

● 欲望にとらわれないようにするには

CHAPTER 3 は、人間の欲望に深く関係する「恋愛」について、脳科学があきらかにした興味深い様々な事実を紹介します。

脳科学の観点では、例えば「熱しやすく冷めやすい」といった恋愛傾向は、生まれつき備わった要素が大きく影響している特徴と見ることができます。例えば、まわりからネガティブにとらえられる恋愛傾向を持っていたとしても、生物としては決しておかしいものではないということです。ただその人に組み込まれたパターンであり、うまく生かしていくことはできるはずなのです。

そんな意外な事実を紹介しながら、実際の恋愛を上手に進めて、チャンスをつかむための実践的なコツも含めてお伝えします。

CHAPTER 4 は、同じく人間の欲望に関係し、わたしたちの気持ちをおおいにざわつかせる「お金」についてです。わたしたちは、ふだんお金に対して冷静に向き合っているつもりでいて、内実はお金に振り回されていることがとても多いようです。

また、いまの世の中には、うまくお金を使わせる仕組みが至るところに存在しています。そんな仕組みから身を守るためにも、自分を客観視する「メタ認知」の力をはじめ、知っておきたい視点を述べていきます。

● 「嫌な気持ち」を認めて自分を肯定する

CHAPTER 5 は、自分に視点を戻し、健全な「自己肯定感」の高め方について言及します。まわりに振り回されないようにするためには、自分のマインドセットから整えてその対処法を変えるなど、自分自身の内面へのアプローチが欠かせません。特に、自分で自分を否定するような状態でいると、本来なら簡単に対処できるようなことでも、なかなかうまくいかなくなってしまいます。

そこで、健全な自己肯定感を持つためにはどのような態度でいることが必要なのか、すぐに実践できる方法も含めて紹介します。

CHAPTER 6 は、「嫌な気持ち」というワードを軸に、ネガティブになり

がちな心について見ていきます。

　いまのような先が見えづらい時代は、「不安」や「恐れ」、「怒り」などの感情にとらわれる人が増えているようです。また、「嫉妬」や「妬み」などの感情も、人に嫌な気持ちを感じさせるもののひとつであり、自分がそれらの感情の標的にされることもあります。

　そこで、嫌な気持ちはなぜ生じるのか、またどのように対処していけばいいのかを具体的な方法とともにお伝えします。

● 努力は気合ではなく「効果的な方法」がある

　CHAPTER 7 は、「正しい努力の方法」について見ていきます。みなさんも、「頑張ろう！」「自分を変えよう！」と思い立ち、新しいことをはじめることがあると思います。

　でも、ダイエット、運動、勉強など、あれほど気合が入っていたのにいつの間にかやめてしまった……そんなことはありませんか？

　気合を入れて頑張ると、大きな満足感がありますよね。けれどもその頑張りは、ただの自己満足に終わってしまうことが多く、長く続かないものなのです。ただむやみに気合を入れて、がむしゃらにやれば結果がついてくるというものではありません。努力を地道に続けていくためには、科学的に裏付けされた、より効果的な方法があります。ここまでの知識を生かしながら、自分をよりよく変えていく努力を続けるためにも、正しい方法を紹介します。

　CHAPTER 8 は、そんな努力のなかで、わたしがいろいろな機会で聞かれることも多い「勉強」にフォーカスします。勉強もまた集中したり継続したりするのが難しく、多くの人にとって悩みの種のひとつですが、勉強にもやはり効果的な方法があります。

　そこで、脳科学の観点から集中や継続のコツを紹介しながら、ひとつの参考材料として、わたし自身がこれまでどのように勉強してきたかもお伝えします。

● 選んだことを「正解にしていく」力

CHAPTER 9 は、努力からアングルを変え、これも多くの人が気になる「運」について検討していきます。運というと、「自分の力ではどうしようもできないもの」ととらえがちですが、運のいい人と悪い人をよく観察してみると、実は心がけと行動次第で、運をよくしていく環境を整えることはできると考えられるのです。

そこで、「自分が話す言葉」や「見た目」の重要性、「思い込み」の力などについて紹介し、"運をよくしていくためのトレーニング"をしていきましょう。

最後の CHAPTER 10 は、ここまで紹介した方法を生かしながら、人生の質をより高めていくために知っておきたい姿勢や考え方を紹介します。特に、いまのような先が見えづらい時代には、自分の頭でものごとを考えて、自分なりに出した答えを、むしろ「正解にしていく」あり方が大切です。

また、本書でたびたび言及する「メタ認知」の力を高めることも重要です。正しい情報と自己認識を獲得し、その結果、なににも振り回されず、とらわれない自分自身を確立していくことが必要なのです。

● 自分をもっと丁寧に扱う

本書でお伝えしたいことを、あえてひとことでまとめるならば、「自分を丁寧に扱う」ことに尽きるのかもしれません。

自分の頭で考え、判断し、そんな自分を自分で認めることができれば、あなたの人生の満足度は確実に高まっていくことでしょう。

本書を自分なりの「幸せな人生」を送るための手がかりとして、おおいに活用していただければうれしく思います。

中野信子

CHAPTER

1

人間関係が
楽になる方法

「あの人が嫌い」 そんな気持ちを優先させる

POINT 嫌いな人は嫌っていい

「嫌な気持ち」は危険を避けるためのアラート

どんな人にも、「あの人が苦手だ」「あの人が嫌い」と感じること があると思います。生きている限り、自分の気持ちと他人との関係 が折り合わない場面にはたくさん出くわすでしょう。

そんなとき、わたしは**自分の「嫌だ」と思う気持ちにもっと正直 になるべき**だと考えます。

なぜなら、嫌な気持ちというのは、人間が生存するうえで欠かせ ない、「身の危険を避けるため」のアラート機能だからです。

「嫌な気持ち」を抑えていると心身に不調をきたす

多くの人には、嫌な気持ちを感じたとき、理性によってそれを自 分の外に出さないように抑えるクセがあります。

なぜなら、そんな気持ちをストレートに表に出すと、まわりから 「わがままだ」「勝手だ」とみなされ、嫌な感情を持たれてしまう恐 れがあるからです。

確かに、それは重要な大人のたしなみとされる振る舞いでしょ う。けれども、自分の気持ちを無視し過ぎていると、せっかく感じ ることのできた重要なアラートに気づかず、**相手からいいように利 用されたり、大きなチャンスを逃してしまったり、長期的には心身 に不調をきたしてしまったり**する可能性もあります。

　かえって心身の乱れから言動が不安定になり、人間関係のトラブルを引き起こすことにもつながりかねません。

あなたは相手と同じ欠点にイライラしている

　誰かに対してそんな気持ちになったときは、いったんその状況にストレスを感じている自分から距離を取り、自己観察をしてみることをおすすめします。

　簡単な方法は、「同じような部分が自分にもないだろうか？」と自分に問いかけてみることです。

　相手を嫌だと感じたりイライラしたりするのは、多くの場合、自分にも似たような面があったり、その人と比べて自分のできない、痛いところを見せられたような気になるからではないでしょうか。ふだんから、「この嫌なところがなかったらいいのに」と思っているからこそ、それを露わにしてくる相手に対しては、嫌な気持ちを感じてしまうのです。

他人ではなく自分に目を向ける

　そんなときは、「むしろ自分が嫌だと思っているのは、自分のこういう点なんだ」と、早々とはっきりさせてあげることです。すると、対処するべきなのは、コントロールが難しい他人のパーソナリティなどではなく、より取り扱いが易しい自分自身の問題となり、かなり気持ちが楽になるはずです。

人間関係の悩みは「ボキャブラリー」で解消

POINT 性格は「言葉」によって表現できる

▪ 相手は「言葉のやり取り」であなたを判断する

わたしたちは人間関係の悩みを抱えますが、その相手のパーソナリティについては、おおよそ「言葉のやり取り」と「見た目」で判断しています。

相手が自信に満ちた話し方なのか、おどおどした話し方をしているのか。あるいは"上から目線"で接してくるのか、なれなれしい言葉を使ってくるのか——。

相手が話す言葉や話し方を通じて、「大体どんな人なのか」については、相手の本質がどうなのかを吟味する以前に、驚くほど拙速に答えを出してしまうものです。

逆にいえば、こう考えることができます。言語的なやり取りの部分と態度さえ工夫すれば、自分の望ましい「自分」を相手に示すことができるわけです。

▪ 「使う言葉」を磨けば人間関係の悩みを解消できる

困った相手に出会ってしまったときでも、もし相手の気持ちを和らげたり、いなしたり、怒りを逸らしたりできる言葉や表現を、自在に使いこなすことができたとしたら、どうでしょうか？ 相手があなたの領域に土足で踏み込もうとしてきても、それだけで、すみやかに落ち着いて対処できるはずです。

言葉は、あなたを守る楯であり、武器でもあるのです。

つまり人間関係の悩みを解決するには、性格が原因だとしてそれを無理な努力で変えようとするよりも、「ボキャブラリー」に的を絞り、的確に使いこなすトレーニングをしたほうが早道です。

例えば、他愛のない会話で相手を笑わせたり、その場を和ませたりできれば、親しみやすく、融和的なパーソナリティだと印象づけることができます。逆に鋭いひとことで切り返したり、ことわざなどを織り交ぜて話したりすれば、知的な印象を与えられるでしょう。場合によっては、あえて気難しい人柄を演出するのも効果的なことがあります。

場面に合わせて、どんな自分を見せたらよりよいコミュニケーションができるのか、場をデザインする力をつけていくことが大切です。

▪ 相手に合わせて性格を変える必要はない

人間関係の悩みを解消するために「自分の性格を変える」というアプローチは、とても難しく、また時間もかかります。そもそも、他人に合わせて自己の内面までをも変えていかなければならないのは負荷が大き過ぎますし、あまり気持ちのいい話でもないですよね。

ならば、ボキャブラリーを磨いて、その場に適したインターフェースを迅速に用意できることのほうが、自分にとっても相手にとっても、より価値があるのではないでしょうか。

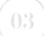

人間である以上
言動が一致しないのは当然

POINT 他人に「一貫性」を求めない

信頼関係が崩れるのは言動が一致していないから

22ページで、人間関係の悩みは言葉の使い方で変わると述べました。しかし、この肝心の「言葉」と「行動」が一致しないことが、人間関係がこじれる主な原因のひとつといえます。

例えば、「あなたがいちばん大切だ」といったのにパートナーが裏切ったり、「君には期待しているぞ」といったのに上司が仕事を任せてくれなかったりして、信頼関係が崩れてしまうケースが驚くほど多いのです。

近年、若年層で離職する人たちの声のなかに、信頼関係が壊れたからという理由が聞かれます。これも、もしかしたら、コミュニケーションの相手に言行の不一致があるように見えたことが引き起こした意思決定であるのかもしれません。

感情的になったときこそ自分を省みる

相手の言行が不一致であることは、確かに気持ちのいいものではないでしょう。不快である、というその気持ちをまず大切にしたうえで、なぜ不快に感じるのかを考えてみましょう。

自分は相手を信頼していた。けれども、その期待とは違う側面が見えてしまった。許せないと思うでしょうか？

でも、許せないと思っても、相手にも相手の生き方があり、生活

があり、育ってきたこれまでの環境があり、クセがあり、また守らなければならないものがあります。

そこで、**相手に対する怒りに駆られたときには、相手と同じように自分も、相手の期待に100％添うことはかなり難しく、負担が大きいものだということを、想像してみてほしいのです。**

すると、予想していた以上に「言葉と行動を一致させるのはむしろ至難の業」であることが、現実の重みをもって感じられるのではないかと思うのです。

■ 一貫性を求めなければ他人にも振り回されない

相手が自分の想像したとおりの規範のなかで動いている、という条件のもとに構築された信頼関係はもろいものです。けれども、**相手に想定外の言動があっても、その人との関係をよりよいものにしていこうという意思から築かれる信頼関係は、相手への期待を前提としない分、崩れることもないのです。**

しばしば、ネット上で著名人に対して、「言動が矛盾している！」「論理的におかしいよね」などとバッシングする人がいます。

誰かに一貫性がないことにショックを受けるのは、それだけその人に期待し、ややもすれば心理的に依存していたということでもあるでしょう。ただ、反射的に攻撃する前にまず、自分自身はどうか、考えてみてほしいのです。

他人に振り回されるということは、他人に期待し過ぎていることでもあります。それよりも、自分自身に期待し、自分をより豊かに強くしていくほうが、より賢い生き方であるといえるでしょう。

「わたし」を主語にすると相手の心を動かせる

POINT 「わたし」の気持ちを直接伝えよう

ただほめるだけでは謙遜される

人間関係をよくしていく言葉遣いのなかで特に大切なことは、**相手が共感しやすい伝え方を心がけること**です。

例えば、会社の同僚・部下や自分の子どもがなにか成果を上げたとき、「すごいね」「よくできたね」といっても、こちらの気持ちは意外なほど伝わらないものです。

これは日本人の特徴でもありますが、居心地の悪そうな顔で、「それほどでも……」「そんなそんな」とやや大げさに思えるほど謙遜されてしまうのがオチではないでしょうか。

「よくできたね」よりも「わたしは驚いたよ！」

そこで、相手が共感しやすい伝え方のポイントは、「わたし」を主語にして伝えることにあります。

先の「すごいね」「よくできたね」という伝え方は、相手をほめている、ポジティブな言葉ではあるのですが、実はこれらは「相手」を主語にしているために、「わたし」が不在の、距離感を感じさせてしまう言い回しなのです。

もし、ぐっと距離を縮めたいと思ったら、ここで「わたしは、君の頑張りには本当に驚いたよ！」などと、「わたし」を主語にして伝えてみましょう。すると、聞き手の心にあたたかく残るメッセー

ジになります。

■ 「わたし」を主語にすると社会的報酬として伝わる

かつてこの話し方を見事に使いこなした政治家が、小泉純一郎元首相です。

2001年の夏場所で横綱・貴乃花に内閣総理大臣杯を授与したときのスピーチで、「痛みに耐えてよく頑張った！　感動した！」と話したことが広く知られていますが、これは典型的な「わたし」を主語にした伝え方です。

人は他人から認められ、評価されるとそれに応えたくなる性質があります。「わたし」を主語にした話し方は、「社会的報酬」として聞き手の脳にしっかり伝わり、まわりにいる人たちに感動を広げる力も秘めています。

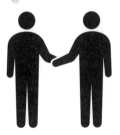

相手の心を動かすには、相手（あなた）を主語にしたほめ言葉ではなく、「わたし」を主語にして率直な感想や驚きを伝える。そうすれば相手の心を動かすことができる。

05 相手とのあいだに信頼感を生み出す方法

POINT **相手の目を見つめて話す**

▪ 幸せホルモン「オキシトシン」が距離を近づける

一般的に「幸せホルモン」と呼ばれる、脳内物質「オキシトシン」の存在を聞いたことがありますか?

このオキシトシンは脳の視床下部で合成され、下垂体後葉という部分から分泌される脳内物質です。**主に相手に親近感を持たせたり、愛着を感じさせたりする働きを持ち、相手と見つめ合って話すだけでも分泌される**ことがわかっています。また手を握ったり、肩や膝を触ったりするなどのスキンシップによっても分泌がうながされます。

▪ 相手の「名前」を呼ぶと信頼関係を築きやすい

オキシトシンが分泌されると、相手への信頼感や安心感が生まれます。人と人との信頼関係を、臨床心理学では「ラポール」と呼びます。このラポールの形成にかかわっていると考えられる候補の物質が、オキシトシンです。

加えて、**相手を名前で呼びかけるのも効果的**です。優秀な営業成績を上げるビジネスパーソンや、クラブなどの接客業から政治家にいたるまで、およそ人心の扱いに長けた人たちは、人の名前を絶対に忘れず、再会したときは必ず名前で呼びかけるといいます。

同時に、**熱烈に握手したり、さりげなく肩に手を置いたりするス**

キンシップを巧みに織り交ぜてコミュニケーションを取り、顧客とのあいだにラポールを形成するのも上手です。

　脳科学的にいうと、まさに相手にオキシトシンを分泌させて、強固な人間関係を築いているということになるでしょうか。

■ 脳には信頼関係を築く仕組みが刻まれている

　人間は群れをなして、ほかの個体と協力関係を築くことで、外からの脅威を克服しここまで生き延びてきました。つまり、**人間は進化の過程で、仲間とうまく信頼関係を築けるような仕組みを獲得した**ということです。

　親しげに接触を図ってくる人に対して、いとも簡単に心を開いてしまう人がいるのは、それが原因でもあるのでしょう。

● 相手とのあいだに信頼関係(ラポール)を形成するには

- ■ 相手に名前で呼びかける
- ■ 相手の話の速度・声の大きさに合わせて話す
- ■ 相手の表情に合わせて話す
- ■ 手を握る(握手する)
- ■ 肩や膝にさりげなく触れるなどのスキンシップを取る

　脳内物質「オキシトシン」が分泌されると、相手への信頼感や安心感が生まれる。人間は進化の過程で、仲間とうまく信頼関係(ラポール)を築くための仕組みを獲得した。

誰かを助けると相手もあなたを助けたくなる

POINT 人間は与えられると返したくなる

▪ 人間にはお互いに報酬を与え合う「互酬性」がある

文化人類学から提唱されはじめた概念に、「互酬性」と呼ばれるものがあります。簡単にいえば、「報酬を与え合う社会関係」を指します。

例えば、あなたが贈りものをいただいたとき、相手に「お礼を返さなければ」と思うでしょう。そう感じてしまうのは、**人は誰かからなにかを与えられたり、助けられたりしたときに、それに対して「返したくなる」性質がある**ということです。

そして、その気持ちをそのままにしておくと、なんだか相手に借りをつくったような気がして、嫌な気持ちが続きます。

▪ お礼は快く受け取ったほうがいい

その意味では、親しい相手からお礼などをされたときは、快く受け取ったほうがいいといえます。

なぜなら、あなたが「そんなの悪いよ」と思って受け取らなければ、相手はいつまでもあなたに借りがあるような気がしてしまい、ずっと不快な状態で過ごすことになるからです。

ビジネスでは、当然ながら、こうした人間の性質を利用しています。街頭や店にいるとき、**試供品を受け取ったり試食をしたりすると、その商品にそれほど興味がなくても、なんとなくそのまま立ち**

去るのは悪いような気がしてしまうでしょう。

あるいは、丁寧に接客されるだけでも（それが相手の仕事であるにもかかわらず）、なんだかその場を去るのが悪い気がしてしまうのです。

相手を助ければいいというものではない

誰かを助けたり、お礼をしたりするのはいいことですが、場合によっては、相手にとって押しつけがましくなり、「借りをつくった」と思わせることにもなり得ます。

特にアドバイスをするときは要注意です。アドバイスをされた側は、自分の能力に不足があるように感じてしまったり、信頼してもらえていないような気持ちになったりすることがあるからです。そうして、アドバイスをしてきた相手に対していい印象を持つとは限らないということがわかっています。

できれば、**相手の心に負担がかかるという恐れも考え合わせながら、なるべくその気持ちを軽くしてあげられる方法を工夫すること**も、大人ならば同時に知っておきたいものです。

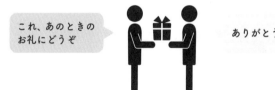

これ、あのときのお礼にどうぞ

ありがとう！

「互酬性」とは、報酬を与え合う社会関係のこと。物に限らず、誰かに親切にされたときや、丁寧な接客を受けたときなどにも生じ、「お返ししたくなる」気持ちが生まれる。

なにかのせいにしなければ
どんな悪い状況も打開できる

POINT 人の悪口をいうべからず

▪ すべての出来事を「自分の財産」に変える

「最近なんだかうまくいかない」「人間関係もいまいち」と悩む方がいたら、わたしなら一言だけアドバイスをします。

それは「なにかのせいにしたり、誰かを悪くいったりしても、事態がよくなることはない」ということ。悪口や愚痴をいうことで心が軽くなることもあるでしょうし、いくらでもいってよいと思いますが、原因がそこにあるとしてしまうと、自分の力で改善できる余地がどこにもなくなってしまうのです。

すべての出来事には意味があるかもしれないし、ないかもしれない。けれども、せっかく起きた出来事であるのなら、それを自分の価値に変えることができるほうが得ではないでしょうか。

▪ 愚痴をいい合っても悩まされ続ける

うまくいかないことを、なにかのせいにするのは簡単です。似たような気持ちを持つ人が近くにいれば、悪口や愚痴をいい合って気持ちが晴れることもあるでしょう。

しかし、その悪い状況を変えることは、かえって難しくなってしまうかもしれません。翌日もまたその翌日も、同じ悩みに悩まされ続けることになってしまいかねません。いや、なにも手を打たないのだから、状況はより悪くなっていくことさえ想定されるでしょう。

状況を打開しようとする人にチャンスがめぐる

うまくいかないことをなにかのせいにする前に、まず、自分がなんとかできる要素がどこかにないものか、考えてみましょう。「じゃあ、どうすればいいのだろう?」「この最悪な状況でなんとかやれることはないだろうか?」と自分に問いかけてみるのです。

悪い状況や不運な出来事は、人を選んで起きているわけではありません。いつもうまくいくように見える人が、何もせずにいい思いをしているとは限りません。誰にも見せないけれど、どうにか悪い状況を自分の力でなんとかできるように問題を分解したり、とらえなおしたりしているのです。そこに秘密があります。

人の悪口をいったりなにかのせいにしたりする前に、自ら状況を打開しようとする人のもとにこそ、新しいチャンスがめぐってくるのです。

理不尽なことをされたらはっきり文句をいう

これは、どんな場合でも我慢するべきだということをいいたいのではありません。

例えば、相手に理不尽なことをされたときは、わたしなら直接文句をいうようにしています。自分の姿勢を明確にしなければ、身勝手な他者に、後々まで振り回されることがあるからです。「わたしはあなたに搾取されません」というメッセージを伝える方法をいくつか用意しておき、いざというときにはいつでも使えるように準備しておきましょう。

苦手なあの人になって まわりの世界を見る

POINT 自分だけの枠組みから出よう

▪ 相手の立場になるほど相手のことが理解できる

人間関係で悩んでいる人は、その相手の視点に自分を置いてみることで、いろいろと見えてくるものがあるでしょう。自分が苦手な人の立場に立ってみるなんて、想像するのも嫌でしょうが、そこに新たな気づきがあり、事態を打開するための大きなヒントがあるものです。

まずは**相手の仕事上の立場や、夢中になっている趣味や関心事、可能ならば個人的な悩みなどについて情報を集めてみましょう**。その人をこき下ろしたりおとしめたりする目的で情報を収集するのではなく、その人になったつもりでそれらの情報について考えてみるのです。

すると、意外なほど、その苦手な相手にも人間らしい欲や葛藤があり、自分だけの枠組みでとらえていたその人の姿が、より理解できる可能性の高いものになっていきます。これは、それまで思いもよらなかった解決策の糸口を見つけ出す一歩になることでしょう。

▪ 自分と違うペルソナを設定する

相手になったつもりで情報に触れるのは、**自分とは違う「ペルソナ（人格）」を意識的に設定する**テクニックです。演劇的な方法によってロールプレイをさせることで、より有機的に情報を生かすた

めの理解を深めることを目的としています。

　例えば、ジェンダーをスイッチしてみたり、より高齢の人になってみたり、外国人として日本にやってきたりという視点から、ものごとをあらためて見直してみることができるでしょう。

ふだん見ている世界とは違う世界に触れる

　すると、ふだんの自分が見て感じているのとはまったく違う様相が見えてくることでしょう。必要な情報や不足しているものなど、あらゆる事物が、自分がふだん見ている世界とは違っていることがわかるはずです。

　こうすることでより世界を立体的に、多面的に理解できるようになり、それが問題解決のための重要なヒントを与えてくれるのです。

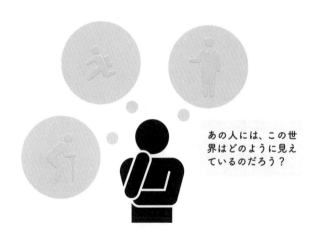

あの人には、この世界はどのように見えているのだろう？

相手の立場になり、「相手になったつもり」で身のまわりの情報に触れてみると、「相手がなにを感じ、なにを考えているのか」がわかりやすくなる。

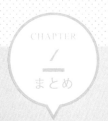

☑ 「あの人が嫌い」という気持ちは、あなたに危険を教えてくれるアラート機能

☑ 自分が「使う言葉」を磨けば、人間関係の悩みを解消できる

☑ 「わたし」を主語にして伝えると、相手に社会的報酬として伝わり、相手の心を動かせる

☑ 相手の目を見て話し、「名前」で呼びかけると、信頼関係を築きやすくなる

☑ 苦手な相手の立場になって世界を見ると、相手を理解できるようになり、より効果的な解決法を見出すことができる

CHAPTER

2

苦手な「あの人」と
うまくいく接し方

「ここから先は入るな」と
相手にはっきりわからせる

POINT 人間関係が生じる最初が肝心

「踏み込まれたくない領域」をはっきり示す

ここからは、特定の「あの人」とうまくいく接し方に絞って述べていきます。

まず、いま多くの場所でパワハラやセクハラに悩む人が増えていますが、そんな人こそ自分を守るために、相手にはっきりと不快な気持ちを伝えたり、疑問点を明確にしたりしなければなりません。

そこで、上司であろうと先生であろうと、理不尽なことをされた瞬間に、「**あなたはここから先は入ってはいけない**」という意思を、明確に伝えるようにしましょう。

相手の目を「じっと見つめ返す」のも効果的

もちろん、はっきり反論するのが苦手な人もいるでしょう。相手に威圧感があったり、口達者だったりして、こちらの不快感を伝える前にいなされてしまうような場合もあるでしょう。

そんなときは非言語的な手段を使うのでもいいのです。怪訝な顔をして見つめ返す、というだけでも相手には無言のメッセージとして伝わります。

相手は無意識に「**自分の思いどおりになる人間かどうか**」を測っています。不本意なまま安易に従ってしまうよりは、じっと見つめ返すほうがずっといいのです。相手は「なにを考えているのかよく

わからないな」「なにかすると後々面倒そうだな」と思うでしょう。

　ただ、慣れていないと、相手に嫌な印象を与える態度を取るのは、ちょっと怖く感じてしまうものですよね。これはもう、少しずつトレーニングしていく以外にないのです。嫌な人が自分に踏み込んできたら、反射的に愛想笑いをすることをやめましょう。

　そして、**自分なりのかたちで、「は？」を伝えるようにしてみる**のです。まずはそれだけでも大きな一歩です。

■ 関係性を覆せないならすぐにその場を離れる

　いちばんのハードルは、相手に対して悠々と臆さない態度が取れるかどうか。それさえできれば、「あなたの大切なお仕事の時間を割いてまで、わたしにそんなことをいうメリットは？」「あきらかにこの問題の専門家ではないあなたが、どうしてわたしにアドバイスできると思ったのですか？」などと、適宜、ボキャブラリーを増やし、相手の恥ずかしさやうしろめたさを突くようにすればいいわけです。

　また、パワハラなどが厄介なのは、職位など立場が上の者がそれを利用して、組織や周囲を巻き込んで攻撃をしてくることです。これに対抗するには、自分もまわりの助けを借りるしかありませんが、日和見主義の人もいて、なかなか難しい場合もあります。

　そんなときは**自分を守るために、その関係性から離れることがよい選択肢になり得る**ということもぜひ、頭のなかに入れておいてほしいと思います。

　実際のところ、心身を壊してまで維持しなければならない関係性というのは、めったにあるものではありません。

卑劣な行為には 「屈しない」態度を見せる

POINT 言葉の力は誰でも磨ける

▪ 「あなたのほうがおかしい」という態度を見せる

パワハラをはじめ立場が上の者からの卑劣な行為に対処するには、「言葉の力（言い返し）」がポイントになります。

この言葉の力は練習次第で誰でも上達しますが、なにもその都度、当意即妙な言い返しができなくても構いません。

卑劣な言動をされたときに、「そうですかね？」「気が済みました？　そろそろ戻っていいですか？」などと、「**あなたのほうが恥ずかしいしおかしい**」という実態を周囲に向けて見せていくことです。

慣れていない人は、39ページで述べたように、ただ黙って無言の「は？」を突きつけるだけでもいいでしょう。

▪ 相手に対する効力感を高める「系統的脱感作法」

いつも相手にやられている状態がふつうになってしまって、怖くてそんなことできない、という人もいると思います。脳が先に恐怖を感じて萎縮してしまう。体に症状が出る人もいます。

臨床心理学では「系統的脱感作法」という療法を使うことがあります。これは、**恐怖や不安を引き起こす刺激に順位をつけて、ごく弱い刺激から実際に経験することで、少しずつ恐怖や不安を克服していく**方法です。

例えば、その上司の肩についているフケを払ってやる、服につい

た髪の毛を取ってやる、などでもいいでしょう。

なぜこの行為が有効なのかというと、恐怖を感じる相手に対して「積極的に身体的な接触を図る」ことが、「こちらが優位に働きかけた」経験として無意識に心理に刻まれていくからです。

相手を「ほめる」だけでも心の余裕が生まれる

そうして少しずつ刺激を強めていき、相手に対する効力を感じられる経験が積み重なっていくと、やがて「自分は相手に対して臆する必要はないのだ」と感じられるようになります。

しかも、やっていることは相手に言い返すことでもありませんし、傷つけることでもありません。むしろ、相手のためになることです。こうして、負担が少ない方法で、**相手に対する心の余裕や自信を持てるように自分自身を仕向けていく**ことができるのです。

◉系統的脱感作法

■ 苦手な人がいる場合の例

❶相手に対して不安や恐怖を感じるもののなかで、もっとも強く感じるものからもっとも弱いものまで、順位をつける。

↓

❷不安や恐怖がもっとも弱いものから繰り返し思い浮かべ、イメージトレーニングをする。

↓

❸もっとも弱いものがクリアできたら、2番目に弱いものに取り組む。これを繰り返し、相手に対する不安を解消していく。

↓

❹十分練習したあとで、ごく弱い刺激から実際の相手で体験する。（例えば挨拶をしたり、相手の服装をほめたりするなど）

不安や恐怖を感じる相手に対して、自ら声をかけることで、自分が「相手に効力を持てる」ことを経験できる。

失礼な言動をされたら
「言葉」で相手の弱点を突く

POINT 侮られてはいけない

相手の「うしろめたい部分」を突く

なにも攻撃的になる必要はありませんが、相手が失礼な言動をしたときは、きちんといい返すことが必要です。それには、相手の弱点や、うしろめたい部分を突きましょう。

もしあなたがセクハラ的な言動をされたなら、「やめてください」と頼んだり、「どうしてそんなことをいうのですか？」などと聞いたりするのではなく、ただゆっくりオウム返しすることを基本にするのが効果的です。

例えば、「女がこんなに出世して、ご主人はかわいそうだねえ？」といわれたら、「なんで『女が出世すると男はかわいそう』って思ったんですか？」などの応答が考えられます。

相手は黙るか逆ギレするかして、あなたに苦手意識を持ってくれるでしょう。

「理不尽であること」を相手にわからせる

セクハラがひどい場合は弁護士や警察の介入も考慮する必要がありますが、重要なのは相手に「侮られない」ことです。

特に日本の組織のなかでうまく生きていくには、あまり波風を立てずに、集団の力学に従うほうが有利になる場合も残念ながらあります。

また、そんなあなたに対して公正に接し、優しくしてくれる人ばかりではありません。それでも、**理不尽なことをされたなら、それが理不尽であることを相手に理解してもらわねばならないとき**があるのです。

反撃するための「言葉」と「態度」をストックする

そこで、ふだんから相手に攻撃されないように、反撃するための「言葉」と「態度」をストックして練習しておきましょう。黙ってひたすら我慢するだけだったり、いきなり会社や組織を辞めたりする前に、対処方法はきっとあるはず。

上手に"キレる"スキルを身につけましょう。

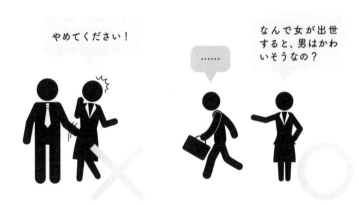

理不尽なことをされたときは、「侮られない」ことが大切。
「やめてください」と頼むのではなく、オウム返しをしたり、
相手の痛いところやうしろめたい部分を言葉でストレート
に突いたりすればいい。

家族だからという理由だけで仲良くする必要はない

12

POINT 自分が心地いい距離感を探そう

脳は人間同士を近くにいさせるように仕向ける

「家族は仲良くあるべき」と多くの人が願っていると思います。けれども家族とは、実は近いからこそ、もつれてしまう関係でもあります。

なぜなら、関係が近いほど不平等を意識させられたり、意思の齟齬に耐えがたくなったりする場面が増えるためです。

元来、人間の脳は、人間同士をなるべく近くにいさせるようにつくられています。群れをつくり、お互いを助け合いやすくするためです。

そのうえで、**同じ集団内に異なる考え方や価値判断の基準をたくさん持つことで、環境の変化にうまく適応できるようにもしています**。ただ、このバランスを取るのはなかなか大変なことで、人間が身近な相手に対してもっとも嫌な感情を持ちがちであるというのも理由のないことではないのです。

同じ空間にずっと一緒にいると仲間意識が高まる

実際に、2021年に摘発された**殺人検挙件数808件（未遂を含む）のうち、46%が「親族」間で起きていた**とする警察庁の調査結果があります。その次に多いのが「知人、友人」であり、これも関係性が近い相手といえますが、「知人、友人」の約3倍を「親族」が

占めています。

　身近な相手に対して嫌な感情を持ちがちなことが、必ずしも殺人事件と関連するわけではありませんが、同じ空間にずっと一緒にいると、28ページで紹介したオキシトシンの濃度が高まり、「仲間意識」が強い状態になるといえます。

▪ 関係性が近い相手に対して"見返り"を求める

　もちろん、仲間意識が強いことは必ずしも悪いことではないのですが、相手への期待度が高くなり過ぎるのも考えものです。自分の与えた愛情に見合う"見返り"を求めるようになるからです。

　そして、見返りが期待外れに終わると、その反動から相手を責めたり、攻撃したりする行動が引き起こされてしまうのです。

● 既遂・未遂、被疑者と被害者の関係別殺人検挙件数　令和３年（警察庁）

※解決事件を除く。
※犯罪統計上、「被害者なし」には、殺人予備罪のうち被害者が特定されないものが計上されている。

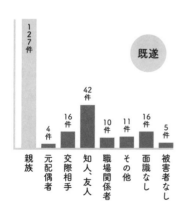

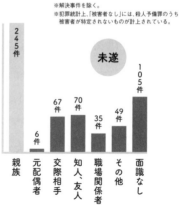

既遂

127件　親族
4件　元配偶者
16件　交際相手
42件　知人、友人
10件　職場関係者
11件　その他
16件　面識なし
5件　被害者なし

未遂

245件　親族
6件　元配偶者
67件　交際相手
70件　知人、友人
35件　職場関係者
49件　その他
105件　面識なし

犯罪（殺人・殺人未遂）の多くは親族間で起きている。

13

「ほめて伸ばす」が
うまくいくとは限らない

「ほめればいい」は危険

人間はほめられると気持ちよくなる生き物

子どもが成長するにつれて、接し方に悩むようになる人も多いと思います。

人間のように仲間をつくって生きるタイプの動物では、かつて群れから排除されることがそのまま生存上の不利を、ときには死を意味しました。

そうした性質はいまも脳に残っていて、例えば**他者から評価されたり称賛されたりすると気持ちよくなるのは、自らの生存確率を高める方向への行動をうながすための脳の仕掛け**です。一般的にはこれを「承認欲求」といいます。

結果をほめると子どもは挑戦を避けるようになる

ところで、育児や教育に関する情報のなかに、よく「結果をほめて伸ばす」という主張を目にします。これはまさに、子どもの承認欲求を満たす方法ですが、コロンビア大学のミューラーとデュエックの実験によると、**ほめられた子どもはむしろ難しい挑戦を避ける**ことがあきらかになりました。

実験では、人種や社会経済的地位が異なる子どもたちにまず知能テストを行ったうえで、「❶結果をほめる」「❷頑張ったことをほめる」「❸なにもいわない」という3つのグループに分けました。

その後、難易度が異なる2回目のテストを子どもに選ばせたところ、❶の「結果をほめた」子どもたちの約65%が難しい課題を避け、❸では約45%、❷では約10%という結果になったのです。

ほめられた事実を守るため子どもは嘘をつく

さらに、難易度の高いテストを受けさせたのちにみんなの前で成績を発表させると、なんと❶の子どもの約40%が嘘をつき、本当の点数よりもいい点数をみんなに報告したというのです。これは驚きの実験結果ではないでしょうか。

結果をほめられた子どもは、それによって自信を持つかもしれません。ですが、それゆえに難しい課題や挑戦を避けるようになり、場合によって嘘も平気でつくようになる可能性があるのです。

●**難しい課題を避ける割合**

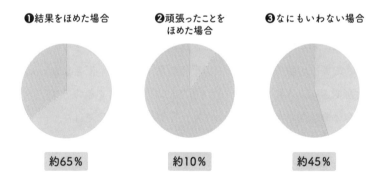

❶結果をほめた場合

❷頑張ったことをほめた場合

❸なにもいわない場合

約65%

約10%

約45%

ある実験では、1回目のテストで「結果をほめた」子どもたちは、2回目のテストで難しい課題を避ける割合がもっとも多くなった。

14

結果ではなく
「克服できたこと」をほめる

POINT ほめ方を見直そう

人は受けた評価を変えないように振る舞う

46ページで紹介した実験結果から、人をほめるときには「ほめ方」に注意しなければならないことがわかります。子どもたちの行動が示したものは、**人はある評価を受けると、その評価を変えないように振る舞おうとする性質**です。

心理学でいう、「ラベリング効果」に相当するものといえます。「賢くていい子だね」といわれたら、つねに賢くあろうとする。「頑張っていい子だね」といわれれば、少なくともその相手の前では、いつも頑張っている姿を見せようとします。

克服したことや工夫をほめると人は育つ

では、わたしたちは人のなにをほめればいいのでしょう?

この実験の❷の子どもたちの反応が示すように、**できなかったことができるようになった、ということにまず着目する**のです。

全体の点数が高かったとしても、それをほめるのではない。すでにできている結果ばかりをほめるのではないのです。

前は苦手だった漢字ができるようになっていたのなら、「苦手だった漢字は頑張って今回できるようになったんだね」と、本人の創意工夫が見られ、頑張ったところをほめてあげるという具合です。

このような声掛けで育つと、失敗への恐怖よりも、トライしたこ

とをほめられたといううれしさが、その子どもの脳に刻まれていきます。より難しい課題にチャレンジする意欲が育まれ、**たとえ失敗しても、それを自分の成長のための学びに変えていくことができるようになる**のです。

■ 「ラベリング」を活用して相手を正しく誘導しよう

自分にとって望ましい「ラベル」を相手に貼ることで、相手が実際にそうなるように行動するのを、うまく誘導することもできます。もし相手が自分なりに頑張ったのなら、「あなたには頑張る才能があるね」とほめてあげてもいいでしょう。

ただし、嘘はいけません。本人がうまくできないと自覚しているのだから、無理にほめてラベルを貼ろうとしても、かえって不信感が増してしまいます。

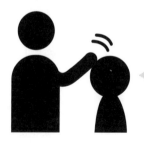

苦手なことに挑戦して、よく頑張ったね！

うん、あまりやりたくなかったけど、頑張ってやったんだ！

たとえ結果がよくないときでも、「頑張ったこと」や「工夫したこと」、「克服できたこと」を見つけてほめてあげると、人は育つ。

15

生き抜くためには "キレる" ことが欠かせない

怒るのは悪いことではない

▪ 「このくらいなら……」がもっとも危ない

いまは子どもも大人も含めて、「いじめ」の問題がクローズアップされるようになりました。いじめが厄介なのは、最初は軽くいじられたり、ちょっとからかわれたりすることからはじまる場合が多いからです。

そのため本人は、「このくらいで文句をいうなんて」となんとなく我慢してしまう。そうすると、その様子を見たまわりの人たちも、「この人は、このくらいいじっても平気なんだな」と思ってしまいます。

そうしていつの間にかどんどんいじめがエスカレートし、**耐えられない状態になったときにはすでに、本人はもとよりまわりの人たちも、それを止めることが難しくなってしまう**のです。

▪ どんな言葉でもいいから「言い返す」

そこで、ここまででも述べたように、社会のなかで生き延びていくためにも、上手に "キレる" ことを身につけなければなりません。

最初に嫌な思いをしたとき、ごまかして笑ったりせずに、**ちゃんと嫌な顔をして、静かに不快な気持ちを伝える**だけでも、結果はかなり違います。

可能なら、「あなたは『たいしたことない』と思っていうのかも

しれないけど、そういわれるとわたしはすごく悲しい」などと伝えてみましょう。別に機転などを利かせる必要はないのです。

　もしできるのなら、お笑い芸人さんのキレ芸のようなやり方を真似（ま）してみるのもいいと思いますが、ちょっとハードルが高いかもしれません。

　ともあれ、**自分の気持ちを冷静に伝えられる人は、それだけでいじめられにくくなります。**自分の嫌な気持ちを、きちんとストレートに表現できるかどうかがポイントになります。

「いい人＝怒らない人」ではない

　もちろん、うまくいかない場合もあるでしょう。ことによっては、いじめがひどくなるケースも考えられます。そんなときには逃げる選択肢もしっかり考慮しておきましょう。

　なによりも自分のために避けたいのは、我慢し続けること。

　我慢していると、自分で自分のいられる場所をどんどん明け渡してしまうことにつながっていきます。人から奪ったものを自分の利益にするような人は、いつもそんな人を探しています。そして、無意識に嗅ぎあてて、搾取の対象にしてしまいます。

　他人に優しくて、気遣いができる人ほど、犠牲になってしまいやすいものです。

　ふだんから、「いい人＝怒らない人」ではないと知って、準備をしておくことが、いざというときに身を守る術となるはずです。

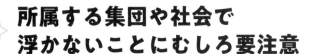

16

所属する集団や社会で浮かないことにむしろ要注意

POINT 知らないうちにまわりと同じになる

人間は所属する集団の価値観に合わせてしまう

　最後に、特定の相手がいるわけではないのに、なぜか人間関係がうまくいかないとき、それは所属する集団と考え方や価値観が合っていないことが考えられます。トラブルなどがなくても、なんとなく「浮いてしまう」ような状態です。

　なぜ、集団の価値観が生じるのかというと、わたしたちは無意識のうちに、自分が所属する集団の「社会的イメージ」を意識しているからです。すると、**自分自身をその集団の社会的イメージに、知らないうちに合わせてしまうようになり、ネガティブな思い込みや固定観念なども意識し過ぎるようになります。**

　これを心理学では、「ステレオタイプ脅威」と呼んでいます。

ある社会に属するだけで悩みや問題が生じる

　1995年にアメリカで行われた実験によると、人が「黒人は白人よりも攻撃的」という社会的イメージがある状況に置かれると、黒人自身ですら、自分のことを攻撃的な人間だとみなしてしまうことが報告されています。

　つまり、自分にはなんの落ち度や問題もないにもかかわらず、**特定の社会的イメージを持つ集団や社会に属しているだけで、悩みの種や人間関係の問題が生じることがある**ということです。

「女なのにすごい！」そんな言葉を聞いたら要注意

　世の中では、「女なのにすごい！」「女なのに優秀だね」などとよくいわれることがあります。これも背景には、「女性はさほど勉強できなくていい」「あまりに優秀だとかえって不利になる」といった社会的イメージが潜んでいると考えられます。

　そして、女性はそんな社会的イメージを受け止めた結果、自分にブレーキをかけてしまうことが、ある研究であきらかになっています。たとえ善意からの言葉であっても、女性は「優秀過ぎるとかえって損かも」と敏感に感じ取ってしまうのです。

　その意味では、所属する集団や社会で浮いてしまうと感じるのは、むしろ自分の価値観との違いを客観視できている証拠なのかもしれません。

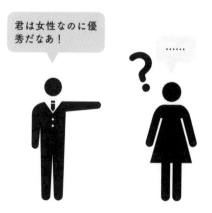

君は女性なのに優秀だなあ！

……

人は所属する集団や社会の価値観に、自分自身を無意識に合わせてしまう可能性がある。所属する集団や社会に対して「違和感」を感じなくなっていたら、むしろ要注意。

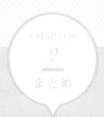

- ☑ 「ここから先は入るな」と、踏み込まれたくない領域を言動で示す

- ☑ 反撃するときは、言葉で相手の「うしろめたい部分」を突く

- ☑ 血縁関係の有無は、仲のよさとはまったく関係がない

- ☑ 結果をほめてばかりいると、その子どもは挑戦を避けるようになる

- ☑ 「いい人＝怒らない人」ではない。納得いかないときは、どんな言葉でもいいから「言い返す」

CHAPTER

3

恋愛のチャンスの
つかみ方

賢明な判断をするほど 恋愛のチャンスを逃しやすい

17

POINT 愛情をむやみに疑わない

計画性、論理性、合理性を司る「DLPFC」

恋愛をしても、相手を信用できなくて長く続かなかったり、先々のリスクばかりを考えてしまったりして、恋愛に強いブレーキがかかってしまう人がいます。

脳科学的に見ると、そんな人は脳の前頭前皮質にある「DLPFC（背外側前頭前野）」という部分が抑制をかけています。

この部分は計画性、論理性、合理性などを司っていて、たとえ相手に惹かれていたとしても、「この人の仕事は将来不安定かもしれない……」「もしかしたら、家庭をあまり大切にするタイプではないかもしれない……」などと思って、恋愛をやめる判断を下してしまうのです。

知能が高い人ほど恋愛にブレーキがかかりやすい

DLPFCは、いわゆる知能が高い人ほど働きやすくなるとされます。最近は社会的、経済的事情などから結婚を控えたり、子どもを産まない選択をしたりする人が増えており、もちろんそうした選択は尊重すべきです。

ただ、生物の「生殖本能」という観点から見ると、気になる相手に恋をしてしまうのが、生物というものの自然な状態という見方もできそうです。

　つまり、**恋愛ができないのは、DLPFC が生殖本能を過剰に抑えつけている場合もある**というわけです。

▪ 恋愛を戦略的に考えるとかえって機会を逃す

　ものごとを慎重に判断し思考できる能力は、将来のリスクや致命的なミスを避けるのにとても役立ちます。しかし恋愛においては、この働きが行き過ぎると相手の条件の見定めに走りがちです。

　冷静に相手を見極めるのは大切ですが、**恋愛や結婚を戦略的に考え、賢明な判断をしているつもりでいて、実はチャンスを逃してしまっている**場合も多いのかもしれません。

　相手に愛情を感じても、その気持ちを自分で否定していると、結果的にせっかくの恋愛の機会を逃してしまうのです。

● **「DLPFC」は知能が高い人ほど働きやすくなる**

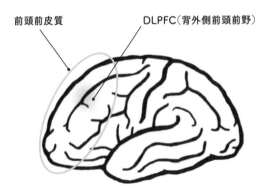

前頭前皮質　　　　　　　　DLPFC（背外側前頭前野）

脳の前頭前皮質にある「DLPFC（背外側前頭前野）」は、計画性、論理性、合理性などを司り、恋愛に対してブレーキをかけることがある。

18

浮気しやすい人は
脳のタイプである程度決まる

浮気性は病気ではない

いつも新しい刺激を求める人たち

「ドーパミン」という神経伝達物質があります。ドーパミンは、新しい刺激があると得ることができ、快楽をもたらしたり、意欲を高めたりするための脳内物質です。

実はドーパミンは、人によってその要求量が高い人がいて、その特徴的なタイプは、いつもなにか新しい刺激を求めているような人たちです。仕事でいうなら、独創性などが求められるクリエイティブな仕事に就いている人によく見られます。

「ドーパミン」の要求量が高い人は浮気しやすい

もちろん恋愛も新しい刺激ですから、恋愛の刺激を多く求める人は、ドーパミンの要求量が高い人といえます。

ある調査で、恋愛の刺激の特徴として「浮気をしたことがあるかないか」「その人数はどのくらいか」「ワンナイト・アフェアの回数はどのくらいか」の3つでデータを取ると、結果は如実に表れました。ドーパミンの要求量が高い人は、そうでない人の実に2倍ほどの値を示したのです。

端的にいえば、ドーパミンの要求量が高い人は、浮気しやすいということです。

◦ 男性ホルモンが多い人のほうがリスクを好む

もうひとつ、男性ホルモン（テストステロン）が多い人のほうが、よりリスクを取る行動に出て、新しい刺激を求めます。

ある研究によると、ロンドンの金融街で被験者の唾液中のテストステロンを測ったところ、濃度が高い人のほうがその日の取引の結果がよかったそうです。

このような高いリスクやリターンを好む人のほうが、恋愛にもよりアクティブに臨むことでしょう。

ここでいいたいのは、**よく浮気をする人は、別に「倫理的でない」人ではない**ということ。そうではなく、ただ脳のタイプによって、ある程度の傾向が決まっているのです。

●恋愛の刺激を多く求めるのはドーパミンの要求量が高いから

ドーパミンの
要求量が
高い

■ 浮気しやすい
■ 浮気した人数が多い
■ ワンナイト・アフェアの回数が多い

いつも新しい刺激を求めたり、よりリスクのある行動に踏み出したりする人は、脳のタイプによってもともとある程度決まっている。

19

日本人は「熱しにくく冷めにくい」

POINT　恋愛傾向は「ドーパミン」で決まる

ドーパミンの「受容体」のサイズが恋愛に影響する

58ページで述べたように、人は恋愛をはじめなんらかの刺激を受けると、「ドーパミン」が脳に分泌され、快感や幸福感を得ることができます。

このとき脳のなかには、分泌されたドーパミンを受け取るための「DRD4」という受容体が働いています。

このDRD4には複数の型があるのですが、ごく簡単にいうと、**DRD4のサイズが長ければ、快楽を得るためにドーパミンをより多く必要とします。**

そして、この性質が恋愛傾向に表れると、いわゆる「**熱しやすく冷めやすい**」タイプとなるのです。

日本人は少しの刺激で満足する

わたしたち日本人のなかでも、よく「あの人は熱しやすく冷めやすいよね」などということがありますが、DRD4のサイズで見るならば、このタイプは実は日本人には1％程度しかいないとされています。

しかも、残り99％のうち約6割は、DRD4のサイズが短く、約4割が中程度の長さといわれています。

つまり、**日本人の大多数は、少しの刺激で満足しやすい「熱しに**

くく冷めにくい」タイプといえるのです。

恋愛に奥手なのは日本人に特徴的

こうした日本人に特徴的な DRD4 のタイプから、日本人には恋愛にあまり積極的ではない人が、かなりの割合で存在すると推察できます。もちろん、56 ページで述べたように、恋愛（生殖）の本能に対して「DLPFC」が、さらにブレーキをかけてしまう場合もあるのでしょう。

わかりやすくいうと、「いまのままで幸せだから、別に恋人がいなくてもいいし、無理をしてまで結婚しなくてもいい」と考える人だということ。みなさんのまわりにも、そんな人はいるのではないでしょうか？　こうした考え方をするタイプが、日本人には特徴的に多いといえるのです。

● ドーパミンの受容体サイズと恋愛傾向の違い

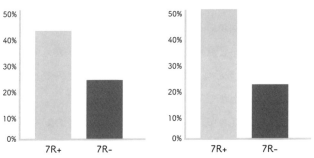

JR Garcia et al.(2010)「Associations between Dopamine D4 Receptor Gene Variation with Both Infidelity and Sexual Promiscuity.」PLoS One. を元に作成

ドーパミンを受け取るための受容体「DRD4」の型が長いほう（7R+）が、恋愛傾向としては「熱しやすく冷めやすい」。

20

ドーパミンが出過ぎると「恋愛依存症」に陥る

過剰なドーパミンが恋を狂わせる

遺伝的に「人を好きになりやすい」人がいる

恋愛において「人を好きになりやすい」タイプがいますが、これには「新奇探索性」という傾向が関係しています。

簡単にいうと、新奇探索性とは、「新しいものごとに飛びつく性質」のことです。

この新奇探索性には個人差があり、遺伝的に決まっています。また、新しい刺激を得ようとするということには、当然ながら快感物質のドーパミンも関係しています。

恋をしているわたしが好き！

恋愛に悩んでいるときは、苦しいようでいて、実はその状況をどこか楽しんでいる面があるものです。

相手の姿をちょっと見かけたり、SNSに返信が来たりするだけで幸せな気持ちになるのは、相手の一挙手一投足が刺激となって、ドーパミン濃度が上がっているためです。

逆に、恋愛が苦しいのは、相手からの反応などの刺激がなく、ドーパミンが分泌されないからといえます。

こうした状態を続けていると、知らないうちに「恋愛依存症」のような状態に陥ることもあります。**恋愛自体に依存するため、恋のときめきの楽しさは得られますが、相手を長所も短所もあるひとり**

の人間として見るのが難しくなってしまうのです。

　結果、いざ結婚生活や共同生活をはじめると、急にうまくいかなくなることもあります。

■ ドーパミンは出続けると神経毒性がある

　そうして恋愛や結婚生活がうまくいかなくなると、また苦しくなって新しい人（刺激）を探すようになります。すると、ますますドーパミン依存状態になってしまい、続けていると健康を損なうことさえあります。

　なぜなら、そもそもドーパミンは出続けていると神経毒性があるためです。そして、この毒性が「ドーパミン作動性ニューロン」の働きを悪くさせてしまうことで、さらなる刺激がほしくなってしまうのです。

　このドーパミン依存状態が、恋愛依存症の正体なのです。

あっ、また返信が来てる！

やっぱり好意を持ってくれているのかも！?

神経伝達物質「ドーパミン」の濃度が上がると、恋愛においては、相手の一挙手一投足が気になってしまうような状態になることも。

あなたの恋愛パターンは「オキシトシン」でほぼ決まる

21

POINT 幼少期の生育環境が重要

「愛着」のタイプは1歳半までに決まる

恋愛は人によって様々な傾向があると思いますが、脳科学的に見ると、28ページで紹介した「オキシトシン」の受け止め方に着目して説明することができます。

これは「ボウルビィの愛着理論」というもので、**オキシトシンの受容体の密度がふつうの人、濃い人、薄い人で、「愛着」のタイプが変わる**とするものです。ちなみに、オキシトシン受容体の密度は、生後半年から1年半までに、特定の養育者（以降は便宜上、母親と表記）との関係によって形成されると考えられています。

オキシトシン受容体密度が濃い人は「不安型」

まず、オキシトシンの受容体密度が「ふつうの人」は、幼少期に母親がそばにいれば安心し、離れると泣いて、戻ってきたらまた安心する状態に戻るというタイプです。約6割がこのタイプだとされています。

次に、**受容体密度が「濃い人」は、母親がそばにいれば安心し、離れると泣くのは同じですが、戻ってきたら逆に激しく泣いてしまうタイプ**です。つまり、「なぜわたしを放っておいたの？」と責めてしまう。

これが将来の恋愛となると、「わたしを捨てるなら死んでやる！」

というような極端に走る恋愛パターンとして表れる場合もあります。受容体の密度のバランスが悪く、「不安型」といわれています。

大人になって恋愛パターンが変わることもある

最後の受容体密度が「薄い人」は、さほど母親に泣きも甘えもしないタイプで、将来の恋愛においては相手と深い関係を築くのを避ける傾向があります。「回避型」といわれますが、それは一見平気なようでいて、実は傷つけられないように恋愛関係を回避し、自分を守っているからだと説明されます。

これらオキシトシンの受け止め方は、大人になってからも、パートナーとの関係などによって変化することもあります。ただ、ある程度の傾向は、すでに決まってしまっているのです。

●愛着のタイプ

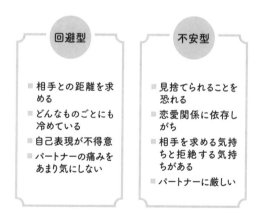

回避型	不安型
■ 相手との距離を求める	■ 見捨てられることを恐れる
■ どんなものごとにも冷めている	■ 恋愛関係に依存しがち
■ 自己表現が不得意	■ 相手を求める気持ちと拒絶する気持ちがある
■ パートナーの痛みをあまり気にしない	■ パートナーに厳しい

愛着のタイプは、生後半年から1年半までに、特定の養育者との関係によってある程度決まってしまう。

人間は生物としては「一夫多妻型」の種

22

> **POINT** 哺乳類の95％以上は一夫多妻型

人間は「複数のパートナー」を維持できる脳を持つ

いま日本社会は一夫一妻制を採用しており、多くの人はそれをあたりまえと思いがちですが、実は人間は、生物としては一夫一妻型の種ではありません。

人間はいつどこでも、自らの意思でパートナーを探すことができるし、なによりも同時に複数のパートナーを維持することができる、高度に発達した脳を持っています。

哺乳類全体で見ても、一夫一妻型の種は3〜5％程度に過ぎず、一夫多妻型が圧倒的に多いのです。

性行動の違いを生じさせる脳内物質がある

その前提を確認したうえで、複数のパートナーに目移りしやすいタイプか、目移りしにくいタイプなのかは、ほかの遺伝的要素も関わるものの、ある脳内物質に着目すると、割合がだいたい五分五分になるようです。

その脳内物質は「アルギニンバソプレシン（AVP）」といい、28ページで紹介したオキシトシンに似た構造を持ちます。AVPには、親切心や親近感などを高める働きがあります。

そして、このAVPの受容体のタイプの違いによって、複数のパートナーと関係を結ぶのを心地よく感じるか、そうでないかの違

いも生じるとされています。

もともと「不倫に向いている人」が存在する

つまり、58ページで述べた浮気しやすい人と同じように、**複数のパートナーと関係を持つのが向いている人もまた、病気でもなんでもなく、もともと一定数存在する**ということです。

いわば「不倫に向いている人」が、もともといるということになるでしょうか。

そうしたタイプの人は、自ら広く出会いの機会を求める傾向があるため、自然と人脈が増えていきます。

その結果、いろいろなチャンスにも恵まれることで、社会的な地位が高くなったり、経済的にたくさん稼ぐことができたりする人が多いことまで推察できるのです。

● **哺乳類の95%以上は一夫多妻型**

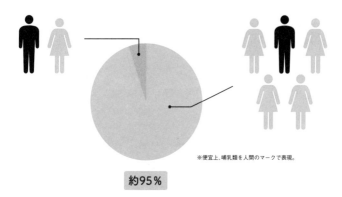

※便宜上、哺乳類を人間のマークで表現。

約95%

いまの日本社会は一夫一妻制を採用しているが、そもそも
人間は「複数のパートナー」を維持できる脳を持っている。

23

恋人や夫婦である前に
「ひとりの人間」と認識する

POINT 嘘にもいろいろな嘘がある

「嘘のない」関係性を求め過ぎない

恋人や夫婦をはじめ特定のパートナーとの問題に悩まされるのは、相手に対して、「嘘のない」姿勢や関係性を求め過ぎているからかもしれません。

確かに、身近な人に嘘をつかれるのは気分がいいものではありませんが、逆に本当のことをストレートにいわれて傷ついたり、それにより関係が修復不可能になったりすることもあります。

しかも、そんなときに「どうして嘘をついたの？」「嘘をつくのは許さないからな！」などと相手を責めると、ますます相手の心はあなたから離れていくことでしょう。

嘘は「受け取り方」の問題でもある

よく「パートナーにまた嘘をつかれた！」と責めたり嘆いたりする人がいますが、わたしは、嘘は受け取り方の問題であるとも見ています。

つまり、相手が嘘をついたのは、もしかしたらあなたとの関係を維持したいからかもしれないし、あなたによく思われたいからかもしれません。

これはのちの88ページで紹介する「メタ認知」の視点といえますが、自分の認知や自分が置かれた立場を、少し離れた視点から

「客観視」することで、自分が置かれている状況の新たな一面が見えてくることがあるのです。

▪ パートナーは「他人」であると認識する

もし、あなたも相手との関係性を維持したいと思っているならば、相手が嘘をついたときにただ責めるのではなく、対処法は柔軟に変わるはずです。

そこで、最初は難しいかもしれませんが、**相手のことを恋人や夫婦だと思う前に、まず「他人」あるいは「ひとりの人間」だと認識するのも手**です。

実際のところそれは事実であり、そんなメタ認知ができれば、相手に対して冷静かつ、寛容に接することができるようになります。

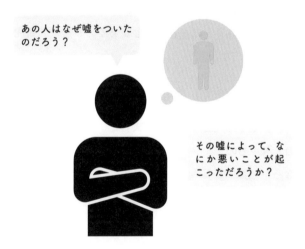

相手のことを恋人や夫婦と思う前に、「他人」「ひとりの人間」だと認識する。そんな「メタ認知」ができれば、相手に対して冷静に接することができるようになる。

好きなことを追い求めると 人はいつまでも魅力的でいられる

24

POINT 「色褪せない価値」を育てよう

▪ 「容姿の魅力度」が結果を左右することがある

「若さ」や「美人であること」がいつまでも続かないのは、誰しもが知ることです。しかし実際のところは、多くの人がその価値を追い求めています。

なぜかというと、少なくとも、短期的には大きな利益が得られると信じられているからです。

なにも恋愛だけの話ではありません。例えば、**企業の採用基準や評価基準をはじめ、場合によっては民主主義における選挙の結果でさえ、容姿の魅力度で左右されることがある**のが複数の研究からわかっています。

▪ 「若さ」や「美人」は長期的に使えない価値

しかし、あまりに「若さ」や「美人」といった価値に重きを置き過ぎるのも考えものです。

なぜなら、短期的には利益を得られても、長期的には、「容姿のおかげで得をしているだけの中身のない人」「表面的な魅力しかない、信頼のおけない薄っぺらい人」と見られてしまうリスクが高くなってしまう恐れがあるからです。

では、どうすればいいのでしょうか？　答えは、目減りしない価値を育てていくことです。

▪ 何歳になっても好きなことを追い求める

例えば、自分が夢中になれるものや、本当に好きなことをこつこつと続けていくのはいい手です。

長期的に色褪せない価値を持つことで、人から信頼されるようになり、日々積みあがっていくその価値の確かさに自分も満足できることでしょう。それが結局のところ、賢い恋愛戦略にもつながっていきます。

また、**自分のためにするなにかは、誰かと比べる才能や能力ではないのですから、何歳からはじめてもいいのです。**

そうして、いくつになっても魅力的でいる先輩たちは、いまの日本にもたくさんいらっしゃいます。

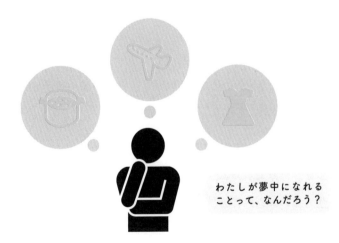

わたしが夢中になれる
ことって、なんだろう？

「目減りしない価値」とは、自分が好きなこと。自分が夢中になれるものを追い求めていくと、人生を楽しむことができ、いつまでも魅力的でいられる。

恋愛の刺激は長く続かない 「そのあとの期間」を想定する

25

POINT 「恋に夢中」は長くても4年

「5年後もこの人と一緒にいたいだろうか？」

誰しも、恋愛や結婚生活を長く続けたいと思います。しかし、身も蓋もない言い方ですが、**個人差はあるものの、短い人では数カ月から長い人では4年ほどで、恋のときめきは次第に冷めていく**ことが知られています。

そのため、恋愛や結婚生活を長く続けようと考えた場合、恋に夢中になっていられるのは限られた期間であり、そのあとの期間のほうがずっと長いということを、はじめから想定しておく必要があるでしょう。

恋をしているいまが楽しくても、その一方で「5年後もこの人と一緒にいたいだろうか？」と冷静に考えることが、長く関係を続けるひとつの方法です。

「誰かのため」に毎日24時間生きてはいけない

人はときに「誰かのため」に生きようとしてしまいます。誰かのために生きるのは意外なほど心地よく、甘美で、しかも誰からも咎（とが）められません。

いや、それどころか、称賛すらされてしまうのがやっかいなところで、誰かのために生きている自分は、自分ではなかなか気づきにくいのです。

でも、自分の自然の欲求をずっと抑え続けることは難しく、結局はそのしわ寄せが自分の大切な人に向かってしまうことを、ぜひ知っておいてください。

まずは自分を大切にして生きる

大切なのは、まず自分はどうありたいのかを考えて、自分自身を大事にすることです。

自分を大切にするからこそ、自分の大切な人々のことも冷静になって考えることができ、その人のことを本当に大事にすることができるのです。

そして、そんなあなたをきちんと受け入れてくれる相手なら、きっとその人も「自分を大切にできる」人なのです。

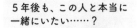

恋に夢中になったあとの期間は必ずやって来る。恋愛や結婚生活を長く続けたいなら、はじめからそのあとの状態（5年後など）を想定しておく。

女性の話をよく聞く男性は
不思議とモテやすい

26

POINT 問題解決なんてしなくていい

▪ 悩みや不安は「ただ受け止める」

　男性の多くは、女性から悩みなどを話されると、つい具体的な対処法をアドバイスする傾向があるとよくいわれているようです。もしそれが本当ならば、女性側はどのように思っているでしょうか。

　実際は、**多くの女性は解決策を求めてはいない**のです。そうではなく、女性はいま抱えている悩みや不安を、ただそのまま受け止めてほしいだけなのです。

▪ 女性は基本的に男性のアドバイスを求めていない

　多くの女性は基本的に男性のアドバイスを求めてはいない、といわれても、男性は「そうなの？　自分から悩みを相談してきたくせに……」と思うかもしれませんね。

　もしそんな人がいればですが、ぜひあなたのまわりにいる、「なぜか女性にモテる男性」を観察してみてください。容姿や社会経済的地位（お金やステイタスがあること）が、ある種の女性を惹きつけることはよく知られていますが、その点に関してはごく平均的な水準なのに、不思議と女性に人気があるような男性です。彼らにはある特徴が見られます。

　それは、**女性の話をどんなときにも否定せず、ただ黙って受け止めることができる男性**だということです。

「アドバイスを与える快感」に溺れない人がモテる

「アドバイスをされる」側の心理を調査した研究があります。そのデータによれば、アドバイスされた人は、自分が能力に欠けることを叱責されているように感じ、アドバイスしてくれたにもかかわらず、その人に対してネガティブな感情を持つことがわかったのです。

アドバイスするために時間を割いたのに、嫌な印象を持たれてしまうのでは、アドバイスすることは基本的には損だということになってしまいますね。

それでも人間がアドバイスしたがりなのは、別の実験からわかるこんな理由もあるのです。アドバイスをすることで、自分が優れた人間であるように錯覚できる、仮にであってもそのときだけは尊敬のまなざしで見られることが心地よい……。

要するに、誰かにアドバイスするという行為には、アドバイスされる側が不快になり、アドバイスする側が気持ちよくなっているという不均衡が生まれてしまう。そんな、見えづらいけれども、それだけに深いネガティブ感情を相手に残しかねないリスクがあるのです。

もちろん、ふつうはそんなことを考えず、ただ適当にアドバイスしてしまいますよね。けれども、なぜかモテてしまう男性は知っているのです。それがいかに危険で、女性を遠ざけてしまう行為であるかということを。

そして女性の心をつかむには、快感を与えて惹きつけておくのが確実であり、それには自分がアドバイスするのでなく、「女性にアドバイスさせておく」のがもっともコスパのよい早道だということを。

☑ 恋愛を戦略的に考えると、かえって恋愛の機会を逃してしまう

☑ 浮気しやすい人は病気というわけではなく、脳のタイプである程度決まっている

☑ ドーパミンは人を「恋愛依存症」にする可能性がある

☑ あなたの恋愛パターンは「オキシトシン」の受け止め方が決めている

☑ 哺乳類の95%以上は、複数のパートナーを持つ「一夫多妻型」の種

CHAPTER

4

お金との
向き合い方

27

お金は「虚構」で成り立ち わたしたちをいつも悩ませる

お金は心をざわつかせる

信用しているから「価値」が生まれる

お金というのは興味深いもので、**紙やコインの素材自体の価値よりも、ずっと高い価値を多くの人が信頼しているから、価値が生じる**という構造を持っています。

具体的には、1万円札の原価は25円程度、5000円札の原価は19円程度とされます。ですが、額面どおりの価値が通用しているのは、国がその価値を保証するとともに、わたしたちがそれを信用しているからにほかなりません。

その結果、通貨はモノやサービスと交換できるようになり、場合によっては、人の好意や信頼までをも購(あがな)うことができるようになりました。その影響力は愛や政治力などにも及び、人々が目に見えない貨幣価値によって右往左往させられている姿を見るのは日常のことであると思います。この現状は、私が指摘するまでもないでしょう。

「虚構」がわたしたちを結びつける

古代では、貝殻が貨幣として使われていた事実はよく知られています。また、2019年に発表された東京大学や名古屋大学博物館などの共同研究によると、4万年～4万5000年前の西アジアにおいて、現生人類が貝殻を「象徴品」として用いていた形跡があるとあ

きらかになりました。

　象徴品として使われていたということは、人間は太古より「美しい」という感覚を持っていたと考えることができます。それらを身に纏（まと）う者はおおいなる存在を象徴する力を持つとみなされ、まさに宗教のように集団のみんなに信じられていました。

　これが、人々を結びつける「虚構」の力です。

「虚構」としてのお金

　そんな貝殻が、時を経て貨幣として使われるようになったことも示唆に富んでいます。

　権力の有無におおいにかかわり、多くの人の心をざわつかせてやまない「虚構」としてのお金は、現代においても様々な問題を生み出しています。

　お金という虚構は古来より、人間にとって実に悩ましい存在でありつつも、わたしたちの文明を大きく発展させてきたのです。

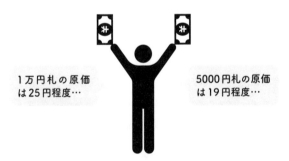

1万円札の原価
は25円程度…

5000円札の原価
は19円程度…

ただの紙やコインが額面どおりの価値を有するのは、国がその価値を保証し、わたしたちがその価値を「信用」しているから。この目に見えない貨幣価値が、わたしたちの社会や文明を成り立たせ、またわたしたちの人生を悩ませている。

お金持ちに見える人は
それだけで協力されやすい

28

POINT 人は「見た目」を重視する

なぜお金持ちに見える人に寄付をするのか？

人はお金を持っていない人よりも、持っている人のほうを信用する——。そんなことをあきらかにした実験があります。

実験ではアンケートへの協力というかたちを取り、ブランドのロゴ入りの服を着てアンケートを求めた場合と、ノーブランドの服を着た場合とで比較しました。

結果は、ブランドのロゴ入りの服を着ていた場合は52%の人がアンケートに答え、ノーブランドの服では14%の人しか答えなかったのです。

また、寄付金を募る実験でも、ブランドの服を着ていたときは、ノーブランドの服のときに比べて約2倍の額が集まりました。

人は無意識に見返りを期待している

お金持ちに見える人にわざわざ寄付をするのは、一見すると不思議な現象です。でも実際は、わたしたちはお金持ちに見える人に対して、より多くを払おうとしてしまいます。

その理由は、**無意識にでもなんらかの「見返り」を期待している**からです。

「ブランドの服を着たこの人のほうが、より多くなにかを与えてくれるに違いない……」。そう考え、お金持ちに見える人に協力的に

なってしまうということです。

人間の脳は「価値」をうまく測れない

そもそもの前提として、人間の脳は「価値」をうまく測ることができません。それこそ「長さ」のような一見してわかるように思えるものですら、ものさしを使って測らなければわからないわけですから、ある特定の人物の「信頼性」のような曖昧な価値が正確にわかるわけがありません。

そのため、わたしたちはなにかを判断するときに、わかりやすい「見た目」を重視してしまいます。

世の中には「富の偏在」がありますが、それには富のある人により多くを与え、貧しい人には与えないようにするという、人間がもともと持つ性質が影響していると考えられるのです。

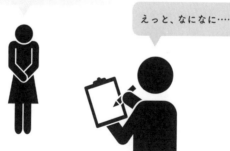

人は「見た目」を重視する。ある実験では、ブランドのロゴ入りの服を着ている人がアンケートを求めた場合、52％の人がアンケートに回答し、ノーブランドの服の場合は14％の人しか回答しなかった。

29

お金をたくさん稼ぐのは 「正しくない」と思われがち

お金を稼いでも不安になる

日本人はお金儲けに罪悪感を抱きがち

世の中ではお金を大儲けしたり、ひとりだけ稼いでいたりすると、「あいつは汚い」などといわれることがあります。

そんなお金に対する恨みのような感情も、わたしはお金に対する悩みや問題の背景にあるのではないかと見ています。

また、そうした風潮が比較的強い傾向が見られる日本社会では、お金儲けに対して、より「罪悪感」を持ちがちになるかもしれません。

「きれい＝正しい」「汚い＝正しくない」という認識

実は、脳では「きれい・汚い」と「正しい・正しくない」を認識するのは、同じ「内側前頭前野」という部分が担っています。

このことから、お金をたくさん稼いだ人が「あいつは汚い」と責められるのは、お金儲け自体が「正しくない」こととして認識されているからと推察できます。

たとえ正当な手段でお金を稼いでも、まわりからいい評価を受けづらいわけですから、その人は社会や集団から排除される不安感をより強く感じるようになるでしょう。

集団の「和」を乱す者が制裁される社会

さらに、お金の悩みが尽きないのは、日本社会が持つ文化的背景も関係しているかもしれません。というのも、日本は資源や地理的条件が限られているため、むかしから「集団で行動すること」が生き延びるための条件として重視されてきたからです。

そのため、**ひとりだけ大儲けしたり、抜け駆けしたりした者（＝集団の和を乱す者）は村から追放されました。**

こうした行動は個人の力が増した現代においても、例えば「気に食わない」というだけでバッシングが横行するのを見ると、まだ根強く残っているようです。

つまり、**集団の和を乱す者を「制裁」している**と見ることができるのです。

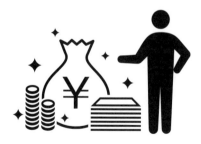
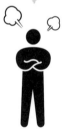

好きなことをしていたら、いつの間にかお金も増えていた

あんな人は、きっと汚いことをしているにちがいない！

脳では、「きれい・汚い」と「正しい・正しくない」を認識するのは、同じ「内側前頭前野」という部分が担っている。

お金を使おうと決めたときは そう「思わされた」可能性が高い

30

POINT 「同調圧力」の強力なパワー

「いつのまにかお金がなくなる」のはなぜ？

人間の脳がほかの動物と大きく異なる点のひとつは、ものごとの先々を予測し、判断するという「考える力」を持つ点です。

そんな高度な脳を持っているのに、人はよく「いつのまにかお金がない」と悩んだり、「なぜあれを買ってしまったのか」と後悔したりします。なぜでしょうか。

それは、「これが必要」「あれがほしい」と思って買っている、その判断自体が、誰かの仕掛けた意図に影響されている可能性があるからです。

多くの人が支持する選択に合わせると安心できる

これは、かつて社会心理学者のソロモン・アッシュが行った「同調圧力」の実験でもあきらかになっています。

被験者に簡単なテストを行ったところ、最初の正解率は 95% という結果でした。次に、7人のサクラを加えて計8人でテストを行い、7人のサクラに間違った解答を述べさせます。すると、被験者の正解率が一気に 65% にまで下がったのです。

これはつまり、ほかの多くの人が選んだ考えに影響されて、被験者が自分の考えを変えてしまったということです。

人間には、**多くの人が支持する選択に合わせると安心できる心理**

があり、そのほうが脳の認知負荷が下がって楽になれるといえるのです。

あなたの価値判断は誘導されているかもしれない

こうした人間の心理は、資本主義が発達した現代社会において、消費者に物を買わせるために徹底的に利用されます。

例えば、物を売る人たちは、なにはともあれブームやトレンドを生み出す「きっかけ」をつくり出そうとします。なぜなら、ある程度の人数さえファンにさせてしまえば、あとは特別なことをしなくても、多くの人は簡単に他人の価値判断を優先させてしまうからです。

ある傾向を持った集団や社会のなかにいるとき、**あなたがお金を使ったその判断は、誰かに誘導された可能性が高い**かもしれません。

ああ、あれもこれも全部ほしーい！

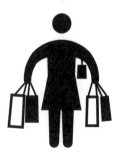

資本主義が発達した現代社会においては、あなたがお金を使ったその判断は、誰かが意図した仕掛けに誘導されている可能性がある。

良好な食生活や人間関係が
あなたのお金を守る

31

POINT 心身の状態がお金にも影響する

「セロトニン」があなたの精神を安定させる

　人間の体は、副腎髄質などから分泌される「ノルアドレナリン」
や「アドレナリン」によって緊張状態がもたらされます。この交感
神経を刺激する働きにより、心拍や血圧や血糖値が上昇し、場合に
よって、あがり症や過緊張などの状態を引き起こすこともあります。

　そんな症状を適度に抑えてくれるのが、神経伝達物質「セロトニ
ン」です。

　セロトニンには精神状態を安定させる働きがあり、その約90%
が小腸粘膜に存在します。そのため、腸内環境をよくすると、セロ
トニンの分泌がうながされると主張する人もいます。

セロトニンはオキシトシンの感受性も高める

　セロトニンは、28ページで紹介した人と人との信頼関係の形成
にかかわり、他者との触れ合いによって分泌される脳内物質オキシ
トシンの感受性も高めてくれます。

　つまり、ここまでに述べたことからいえるのは、人は**規則正しい**
食生活や良好な人間関係を維持することによって、セロトニンやオ
キシトシンが正常に分泌されるようになり、安定した精神が保てる
ということです。

孤独な環境に置かれると他人に騙されやすくなる

逆に、**人とのつながりが途絶えたり、まわりに人がいても誰とも本音で話せないような孤独な環境であったりすると、セロトニンやオキシトシンが分泌されにくくなり、緊張や不安を感じやすくなります。**

そうなると人は簡単に判断力を失い、あり得ない儲け話に乗ったり、他人に騙されたりしてお金を失う可能性も高まっていきます。いま手口が巧妙化している詐欺行為の被害者は、その多くが一人暮らしの高齢者など孤独な状況にある人たちです。

でも、たとえ一人暮らしでも、規則正しい生活や健全な人間関係によってセロトニンやオキシトシンが正常に分泌されていれば、結果的にお金を守ることにもつながっていくのです。

セロトニン	ノルアドレナリン・アドレナリン
■精神状態を安定させる ■オキシトシンの感受性を高める ■精神が安定すると、結果的にお金を守ることにもつながる	■交感神経を刺激し緊張状態をもたらす ■心拍や血圧や血糖値が上昇する ■緊張や不安が過剰になると、お金を失う可能性も高まる

規則正しい食生活や良好な人間関係を維持することで、セロトニンやオキシトシンが正常に分泌される。逆に、人とのつながりが途絶えたり孤独な環境であったりすると、それらが分泌されにくくなり、緊張や不安を感じやすくなる。

「メタ認知」の力を鍛えれば
他人に騙されない

「不都合な事実」を直視しよう

騙されがちな人は「メタ認知」の力が低い

いまの自分の状況を正確に把握できずに、悪い判断ばかりすることがある場合、86ページで紹介したセロトニンをはじめとする神経伝達物質の働きが落ちている可能性が考えられます。

ほかにもうひとつ、騙されがちな人に足りないのが「メタ認知」と呼ばれる能力です。

メタ認知とは、簡単にいうと、「いま自分が置かれている状況を、客観的かつ的確に把握できる能力」のことです。

「自分だけは騙されない」と思っている人が騙される

このメタ認知の力が高ければ、自分にとって不都合な事実であっても、事実は事実として客観的に認識できるため、当然、人に騙されることが減ります。

お金の問題なら、仮に手持ちのお金が不足したとしても、その事実に目をつぶることがないため、早いうちに効果的な対処ができるのです。

逆に都合の悪い事実を否定したり、「わたしなら大丈夫！」と根拠もなく信じたりする人は、メタ認知の力が低いといえます。

つまり、「このわたしが騙されるわけがない」などと思ってしまっている人ほど、実は騙されることが多いと知っておいたほうが

いいのです。

日記をつける習慣で「メタ認知」を鍛える

では、どうすれば「メタ認知」の力を高められるのでしょうか？方法は様々ですが、ここでは取り掛かりやすい方法として、「日記をつける」ことをおすすめします。

ただし、この日記では1日の出来事を記録するだけではなく、「そのときどんな気持ちだったのか」「なにがうれしかったのか」「なぜ悔しかったのか」といった、感情の動きも含めて記録しましょう。すると、自分がどんなときに怒りを感じ、動揺しやすいのか、自分についての事実を把握できるようになります。

そうすれば、いずれ似たような状況に遭遇したときにも、不安感情や他人の思惑などに振り回されずに、より冷静に対処できるようになるはずです。

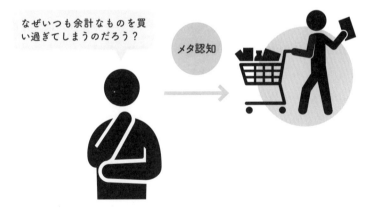

いま自分が置かれている状況を、客観的かつ的確に把握できる能力のことを、「メタ認知」と呼ぶ。

ギャンブルにのめり込むのは
リスクを負って努力もするから

POINT 誰しも「依存症」になり得る

苦労せずにお金を稼ぐと大きな快感になる

人が快感を得るとき、脳のなかでは神経伝達物質のドーパミンが分泌され、「報酬系」（自分にご褒美をあげる回路）が刺激されています。

脳は基本的に怠け者ですから、例えば、苦労せずにお金を稼ぐことができれば、ドーパミンが分泌されて大きな快感となります。

リスクを負ってうまくいけばさらに強い快感になる

また、リスクを背負って得たものや、努力して得た結果に対しては、さらに大きな快感になります。

この性質を活用した娯楽がギャンブルです。ギャンブルは大きな苦労をせずにお金を稼ぐ手段ともいえますが、同時にリスクを負わなければならないので、自然と気持ちが前のめりになってしまいます。また、ある程度のスキルや知識などを身につけるための努力も関係するでしょう。

だからこそ、ギャンブルでお金を稼げると、大きな快感となってやみつきになるのです。実際に、ギャンブルや課金ゲームにのめり込む人はたくさんいます。

「報酬系」が刺激されたら意志では止められない

　いわゆるギャンブル依存症の人たちは、「意志が弱くて誘惑に勝てないのだ」と思われがちです。

　しかし、依存症になるのは、脳内で分泌される神経伝達物質のバランスに異常があるためであり、意志の力ではどうにもならないから、依存症になるわけです。

　しかも、パチンコやスロットなどはある程度当たるように設計されており、「報酬系」が激しく刺激されれば、およそどんな人でも意志の力では止められません。

　いまの世の中では、人を夢中にさせるために仕掛けられたアミューズメントがあふれているため、ドーパミンを過剰に分泌させられたらどんな人でも依存症になるリスクがあるといえるでしょう。

● ドーパミンが報酬系を刺激する

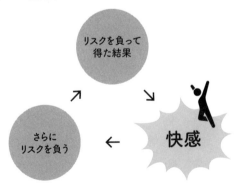

リスクを負って
得た結果

さらに
リスクを負う

快感

意志が弱いから誘惑に勝てないのではなく、脳内で分泌される神経伝達物質のバランスに異常があり、意志の力ではどうにもならないため依存症になる。

お金の量そのものよりも 人は他人との差に反応する

他人と比べるから不幸になる

お金の悩みが尽きない理由

「あの人は稼いでいるのに、わたしの給料は低いまま」「毎日頑張っているのに職種によって差がある……」

そのようにお金の悩みは尽きないものですが、よく考えてみれば、これらお金の悩みはかなりの程度、人との関係性が原因になっている場合があります。

つまり、本来は自分だけの問題のはずが、知らないうちに他人と比べて悩んでしまっているのです。ここに、お金があっても幸せになれるとは限らない理由のひとつがあります。

脳には金額自体よりも、むしろ「他人との差」に鋭く反応する性質があるからです。

お金があっても幸せになれるわけではない

お金はあればあるだけいいと考えがちですが、ノーベル経済学賞を受賞したダニエル・カーネマンの 2010 年の研究によると、年収7万 5000 ドル（当時の相場で約 630 万円）以上を稼ぐと、**年収上昇に比例していた幸福感が頭打ちになる傾向**があきらかになりました。

お金が増えたからといって幸せになるわけではなく、これもまた身近な人と自分の収入を比べるから、お金に悩んでしまうのかもし

れません。

■ お金を稼ぐとさらに多く稼いでいる人が現れる

2011年度の内閣府の調査でも、世帯年収が1200万円あたりで、幸福感は頭打ちになることがわかりました。

「年収1200万円もあれば幸せに決まっているじゃない！」と思いがちですが、それだけ稼ぐ力があるなら、おそらく自分のまわりにはさらに多く稼げる人たちとの交流があるでしょう。すると、そこで人間は、やはり自分と他人とを比べてしまいます。

自分より収入の多い人が現実にたくさんいることを知ると、いまの自分に満足できなくなるわけですね。

そうして身近な他人と比べることで、幸福度は低くなっていくと考えることができるのです。

●世帯年収と幸福感（2011年度調査）

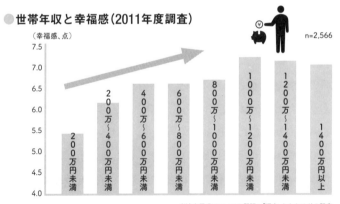

（注）幸福感についての質問：「現在、あなたはどの程度幸せですか。『とても幸せ』を10点、『とても不幸』を0点とすると、何点くらいになると思いますか」

世帯年収が高いほど幸福感が高くなる。しかし、世帯年収1200万円あたりで幸福感は頭打ちになり、世帯年収が1200万円以上になるとむしろ下がる。

35 ふだんからお金について考え 小さな実験を繰り返しておく

POINT お金にもっと親しもう

自分にとっての「お金の価値」を考える

82ページで述べましたが、脳の性質から、多くの人がお金を稼ぐ行為を「汚い」と感じている可能性があります。

確かに、お金によって自分の欲を満たすことはできますが、同時にお金があれば困っている人を助けたり、苦しみを取り除いてあげたりすることもできるはずです。

そこで、**お金にはどんな価値があり、お金があれば自分になにができるのか**を、一人ひとりがあらためて考えを深めてみるといいと思います。

これまでとは「違う方法」を模索する

突然の景気悪化などで経済的ダメージを受けることがありますが、そうした出来事は、自分なりにお金と向き合う大切さを教えてくれているのかもしれません。

そこで、慣れないうちは難しいかもしれませんが、お金で悩んだときは、それを逆に変化の好機ととらえて、「**なぜうまくいかなかったのだろう?**」「**どこに脆弱性があったのだろう?**」と一歩踏み込んで、これまでとは違う仕事の仕組みや方法を模索すべきでしょう。

2020年以降に新型コロナウイルス禍という突然の波がありまし

たが、いずれにせよ近いうちに AI（人工知能）の普及などの大波も
やってきますから、いまのうちに考えておくに越したことはありま
せん。

▪ 自分なりに考えたアイデアを小さく試す

お金とはいったいなにか？　どのくらいお金があれば自分は生き
ていけるのか？　どうすればみんなが気持ちよく（わたしの仕事
に）お金を払ってくれるのか……？

こうしたことを考えるのに、特別に高い IQ など必要ありませ
ん。それよりも**自分なりに考えて、小さく試してみるのがコツ**で
す。失敗したら、そのときにまた新しい方法を考えればいい。いわ
ば、理科の実験のようなものかもしれません。

そうして、ふだんからお金について親しみを持って扱っている
と、お金についてむやみに悩むことも自然と減っていくと思います。

● お金に悩んだときの質問リスト

Q. なぜうまくいかなかったのか？
Q. どこに弱みがあったのか？
Q. わたしにとってお金とはなにか？
Q. どのくらいお金があれば、わたしは生きていけ
　 るのか？
Q. どうすれば、みんなが気持ちよくお金を払って
　 くれるのか？

ふだんからお金について親しみを持ち、自分とお金との関
係に向き合っていると、お金についてむやみに悩むことも
減っていく。

CHAPTER

1

まとめ

- ☑ お金は「虚構」で成り立ち、「虚構」がわたしたちを結びつける

- ☑ 人は「お金持ちに見える人」に、より多くお金を与えようとする

- ☑ あなたが「これを買おう」と決めたとき、そう思わされている可能性が高い

- ☑ 「自分だけは騙されない」と思っている人が、騙されやすい。メタ認知を鍛えよう

- ☑ お金の悩みが尽きないのは、お金の量そのものよりも、「他人との差」に反応するから

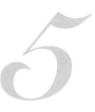

CHAPTER

5

自己肯定感を高める
脳の使い方

他人と比べなくなったとき
あるがままの自分で生きられる

報酬系が刺激されるから「心地いい」

脳には快感を生み出すことにかかわる部分があり、それらを総称し「報酬系」と呼ばれています（90ページ参照）。

この報酬系を刺激することになるのは、自分自身で「心地いい」「気持ちいい」と感じることをしたときです。このとき、**現実の自分と、理想とする自分とが一致した「自己一致」の状態**になっていきます。

自分が「心地いい」と感じることをして生きる

つまり、幸せに生きるには、自分が「どんなときに気分がよく、心地いいと感じるのか」をはっきりと認識し、その状態をつくり出していくことに力を注げばいいのです。

もちろん、お酒やギャンブルによってドーパミンが過剰に分泌されるような状態は避けるべきですが、気分よく、自分で自分のことが好きな状態をつくっていくことが大切です。

いわば、「あるがままの自分」を受け入れている状態です。

そのためには、なによりもまず**他人が決めた価値観や、他人との比較ではなく、自分の価値観による幸せがどういうものかを自分でつかんでおくことが必要**です。

あるがままの自分は、いわば「自分のものさし」で生きることか

らはじまるからです。

■ 「自分だけが感じられる幸せ」を見出す

　お金、外見、持ち物、地位、学歴……など、他人との比較に心が
とらわれていると、自分の幸せを見出すことは絶対にできません。
そうではなく、**自分だけが感じられる幸せを築くこと**に力を尽くし
ましょう。

　先の「自己一致」の状態になると、生きることが楽になります。
つねに心地よさや、自分だけの幸せを感じているので、自然とにこ
やかになり、まわりにいる人も穏やかな気持ちになって、人に好か
れやすくなります。

　そうして、さらに心地いい環境が自分のまわりにつくられていく
はずです。

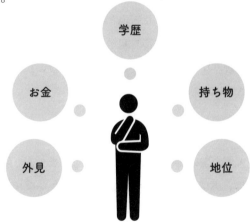

**他人との比較に心がとらわれていると、自分の幸せを見出
すことはできない。「自分のものさし（価値観）」で生きるこ
とから、充実した人生がはじまる。**

37

無駄なことをすることが
人間を人間たらしめる

人間には「遊び」が必要

合理性ばかりを追求してきた近年の日本人

いまの時代は、「賢く生きていくために極力無駄なことをしない」という、合理主義的な思考や方法論が評価されがちです。

仕事は当然のこと、生活にも合理性を追求し、「必要なことしかしない」「必要なものしか持たない」スタイルが、まるで人として素晴らしい振る舞いであるかのようにもてはやされることもあります。

その反面、「遊ぶ」ことは、生きていくために必要のない、いわば無駄なものにリソースを割く行為とみなす人もいます。特に、文化や芸術などの創造的行為に取り組むことは、本来人間として豊かで洗練された営みなのですが、これらも「すぐ役に立たないこと」として排除されることがあります。

「遊び（＝刺激）」がなければ脳は育たない

しかし、人間の脳は機械のようにはできていません。脳が育っていくためには、実は「遊び（＝刺激）」の要素がかなり必要なのです。

1998 年にアメリカのソーク生物学研究所の研究者たちが、大人になっても脳に新しく神経細胞が生まれることを発見しましたが、新しい細胞が生まれたとしても、「遊び」の要素がなければ細胞は

すぐに死んでしまいます。

▪ 「遊び」こそが健全な自己肯定感を育む

　この十数年、日本人は「勝ち組になれ」「無駄なことをするな」「生産的に生きろ」などといわれ続けてきましたが、こんな状態で健全な自己肯定感を持って生きていくことなど、到底無理でしょう。

　また、社会から「遊び」を排除した反動なのか、極端な新興宗教やスピリチュアルなものにのめり込む人も増えたように感じます。怪しいビジネスや、ネットでの中傷行為などにハマる人もたくさんいます。

　しかし人間は、本来もっと「遊び」が必要な生き物であり、わたしは**人間を人間たらしめている条件のひとつこそ、「遊ぶこと」**だと考えているのです。

趣味・好きなこと

スポーツ

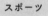

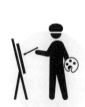

文化・芸術活動

人間の脳は機械のようにはできていない。文化や芸術などの創造的行為に取り組んだり、鑑賞したりすることは、すぐ役には立たない「遊び」かもしれないが、人間を人間たらしめる条件のひとつといえる。

38

新しいものごとに触れると
むしろ自分らしく生きられる

POINT 「好奇心」を大切にしよう

「新奇探索性」の強さが行動パターンを左右する

62ページで「新奇探索性」について紹介しました。あらためて振り返ると、新奇探索性とは、「新しいものごとに飛びついたり、それを知ることによろこびを感じたりする性質」のことです。

そして、これは生まれつき強い人と、弱い人が決まっているのでした。

わかりやすく日常生活に即していえば、**新商品が出たり新店がオープンしたりすると、つい買ったり行ったりしてみたくなる人は新奇探索性が強い**といえます。

かたやこの性質が弱い人は、買うものがいつも同じだったり、同じ店に行ったりすることが多い人です。

まわりに従うばかりでは「自分らしさ」が薄れていく

もちろん、新奇探索性が弱いのはダメなことではありませんが、**新奇探索性が弱いタイプの人は、自分の意思よりも社会の常識やルールに従いやすい面がある**といえます。

そして、これらを必要以上に真面目に守ってしまうと、「自分らしい生き方」がしづらくなるのです。

常識やルールばかりを重視したり、いつも親や上司に従ってしまったりする人は、もしかしたら「自分を大切にしていない」場合

があるかもしれません。

性質は変わらなくても「行動」を変えることはできる

　先に述べたように、この傾向は遺伝的に決まっているため、性質自体を変えることはできません。しかし、**自分の性質を自覚していれば、自ら「行動」を変えていくことはできます。**

　いったん自分の新奇探索性が弱いことを認めると、なにか新しいものに触れたときに、「これまでの自分ならスルーしていたけど、ちょっと勇気を出して行ってみるかな」などと、行動を変えていくことはできるはずです。

　そんな行動を少しずつ積み重ねていけば、やがて自分の気持ちを大切にして生きることが、誰にでもできるのだと思います。

●新奇探索性と行動パターンの関係

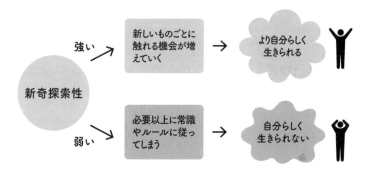

新奇探索性とは、「新しいものごとに飛びついたり、それを知ることによろこびを感じたりする性質」のこと。遺伝的に傾向は決まっているが、自分の性質を自覚していれば、自ら「行動」を変えていくことはできる。

39

自信過剰な人よりも 自己嫌悪に陥る人が成長する

POINT 「自分が嫌い！」は役に立つ

▪ 「嫌な気持ち」によって自分の不足に気づく

自分に自信を持ち、肯定的に生きようと思っても、過去の自分の言動を思い出して「どうしてあんなことをしたのだろう」と悔やんだり、「なぜ人前でうまく振る舞えないんだろう」と落ち込んだりすることもあるでしょう。

そんな自分の性格に悩んで「自己嫌悪」に陥ることもあるかもしれませんが、わたしはこのときの**「嫌な気持ち」がなければ、人は成長できない**と考えています。

なぜなら単純に、「嫌な気持ち」によって自分の足りないところに気づかなければ、そんな自分をいつまでも直すことはできないからです。

▪ 「自己嫌悪」は学習のためのフィードバックシステム

自分について悩むことは、学習のための「フィードバックシステム」といえます。まわりの世界により適応できるように、人間に学習させるための仕組みのひとつなのです。

「こんな自分は嫌！」「あんな思いは二度としたくない！」と思わせて、強い力で学習させる仕組みであるからこそ、人は嫌な感情に包まれるわけです。

もちろん、嫌な感情をあまりに積もらせると心が疲れてしまいま

すが、極端でなければ、自己嫌悪に陥るのはむしろ正常なことです。

わたしは、**自己嫌悪に陥りながらも進んでいける人のほうが、自信過剰な人よりもよほど成長する可能性が高い**と見ています。

▪ フィードバックを受け止めれば成長できる

努力が報われなくて自己嫌悪に陥る場合もあるでしょう。

そんなときは、**できない自分をおかしいと考えるのではなく、「努力の方法がまちがっている」** 可能性を考えてみてください。

CHAPTER 7 では具体的な努力の方法も紹介しますが、他人からのフィードバックがあったら、つらいかもしれないけれど、それを受け止めて修正していくしかありません。

それこそが学習であり、人間が得意とする能力のひとつなのです。

●「嫌な気持ち」というフィードバックシステム

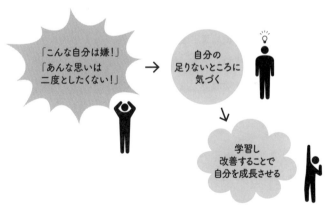

「こんな自分は嫌！」
「あんな思いは
二度としたくない！」

→

自分の
足りないところに
気づく

学習し
改善することで
自分を成長させる

自分について悩むことは、まわりの世界により適応できるように、人間に学習させるための仕組みのひとつ。

自分の「嫌いな部分」こそ 自分だけの才能に変わる

POINT 「健全な自信」が自己肯定感を育む

自分の「嫌いな部分」を客観視して認める

ほとんどの人は、自分のなかに「好きな部分」と「嫌いな部分」があると思います。

自分の「嫌いな部分」を客観視し認めることができれば、その表れ方（行動）を修正することで成長でき、自己肯定感にもつながっていきます。

わたしは自分の「嫌いな部分」は、自分がもともと持っている資質であり、「才能」であるとすら考えています。

「嫌いな部分」をポジティブにとらえ直す

「嫌いな部分」を受け止めて、健全な自己肯定感を得るには、なによりも自分に自信を持つことが大切です。

自信を持つための有効な方法としては、自分の「嫌いな部分」を挙げていき、それらをひとつずつポジティブにとらえ直していくやり方があります。

これはものの見方や考え方を修正することで行動を変えていく、「認知行動療法」のアプローチにも似ています。いちど自分の「嫌いな部分」と徹底的に向き合って、ポジティブにとらえ直していくと、揺るぎない成長の基盤を手に入れることができます。

「強み」と「弱み」は表裏一体

そんな資質を、自分の強み（＝才能）に変えることもできます。

例えば、優柔不断な性格が嫌いでも、裏を返せば、ものごとを慎重に考え判断できる力があるととらえることができます。

また、ものごとに集中することが苦手なら、逆に優秀な人に集まってもらい、チームをつくる力に目覚めるかもしれません。

自分の嫌いなところや「弱み」は、自分の資質であり才能ととらえることで、ネガティブに思っていた資質を「強み」に変え、少しずつ自信を持って生きられるようになるはずです。

「嫌いな部分」を「嫌いな部分」のまま残していては、いつまでも自信を持つことはできないのです。

● 自分の嫌いな部分を「強み」に変える

①自分の嫌いな部分を
ひとつずつ書き出す

例 ■ 優柔不断な性格
　 ■ 人前で話すのが苦手

②ポジティブにとらえ直す

例 ■ ものごとを慎重に考えて判断できる力がある
　 ■ 人の話をよく聞く力がある

自分の嫌いな部分は、自分の資質であり才能ととらえることで、ネガティブに思っていた資質を「強み」に変えることができる。

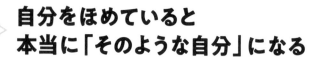

41 自分をほめていると 本当に「そのような自分」になる

> **POINT** 自分で自分を認めよう

▪ 自分の「好きな部分」は探せば案外見つかる

自分のことを好きになるには、**毎日自分で自分のことをほめる習慣を身につける**のもいいと思います。

ふだんは気づきづらいですが、意識して探してみると、自分の好きな部分は案外見つかるものです。人の話をよく聞ける自分、仕事を丁寧に仕上げられる自分、慎重にものごとを考えられる自分……というふうに、少しずつ自分のことを好きになってみてはどうでしょう?

▪ 自分をほめてあげるだけで自己評価が高まる

自分が誰かにほめられている場面を、想像してみるのもいい方法です。

人間の脳には、「誰かの役に立てた」「みんなから評価された」という「社会的報酬」(27 ページ参照) を強く求める性質があります。この社会的報酬を得ると、やる気がますます高まりますが、この欲求は自分で自分をほめても満たすことができるのです。

不思議なことに、自分で自分をほめ続けていると、本当に「そのような自分」へと変化していきます。そして、それにともない自己評価が高まっていくはずです。

他人を認めてあげるとやがて自分に還ってくる

自分のことを認められると、他人のことも自然と認められるようになります。

30ページで紹介したように、人はほめられたり認められたりするとうれしくなって、それを返したくなりますから、ほめられた人はあなたのことを好きになり、そこからまたいい循環へと入っていけます。

こうした人の行動が社会性を持つよう方向づけられていく仕組みを脳が持っていることがあきらかになり、最近では「社会脳」とも呼ばれています。

まわりの人のよいところを認めてあげれば、めぐりめぐって自分に還ってきます。そのためにも、まずは自分で自分をほめることからはじめてみてはどうでしょうか。

みんなの役に立てたと思う！　　　　仕事を頑張った！

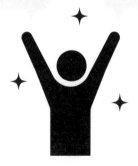

自分で自分をほめていても、「社会的報酬」を満たすことができる。不思議なことに、それを続けていると自己評価が高まり、本当に「そのような自分」へと変化していく。

「見た目」をよくすれば
自ずと自己肯定感が高まる

POINT 人は「見た目」で判断する

・ 身なりに無頓着な人はたいてい自己肯定感が低め

自分にダメ出しばかりしてしまうような自己肯定感が低めの人を観察すると、ひとつ気づくことがあります。それは、身なりに無頓着な人が多いということです。靴下に穴が開いていても、靴が汚れていても……、もしかしたら「別に他人には関係ない」と思っているのかもしれません。

そこで、**いま自分にいまいち自信が持てないという人は、ぜひ「外見」に着目し、気になる部分から変えていくこと**をはじめてみてください。

たとえいまの自分に不相応に感じたとしても、きちんとした服や、自分が着たいと思っていた憧れの服を着ることは、実はとても大切なことなのです。

・ 「外見に気を配る自分」を認識する

80ページで、身につけた服のブランドロゴによって人の反応が変わるという実験を紹介しましたが、例えば、いつも着ているパーカをブランドものに変えるだけで、まわりから少し大事に扱われるようになり得ます。

なぜなら理由はシンプルで、**他人にとってはあなたの「見た目」が、得られる情報のほぼすべて**だからです。はじめてのお店に入っ

ても、それなりの扱いをされるようになるはずです。

　もちろん、全身ブランドもので固めればいいというわけではなく、「ちょっと高価なものを着ている自分」を、自分ではっきり認識すること自体が大切なのです。

■ 自分を否定しながら自分を肯定することはできない

　自己肯定感は、高めようと思うとかえって「いまのわたしの自己肯定感は低い」と確認してしまうことになります。

　つまり、「いまの自分はダメ」と思いながら自己肯定感を高めようとしても、つらいだけで結果がついてこないのです。

　そんなときは、まず着ている服（外見）を変えて、それを自分で明確に認識する。そんなささいな行動からはじめることが、自分で自分を認める大切なコツなのです。

ちょっといい服を着ていると、
自信が出てくる！

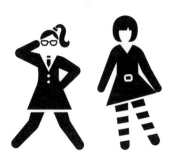

自分に自信が持てないときは、まず着ている服（外見）を変え、それを自分で明確に認識する。そんなささいな行動が、自分で自分を認めることにつながっていく。

強気な姿勢をつくれば
自然とポジティブになれる

POINT 前向きなフリだけでもいい

前向きな気持ちをつくるなら姿勢を正す

外見などの「かたち」から変えていくには、なにも高価なものだけが必要なわけではありません。

アメリカの社会心理学者エイミー・カディの実験によると、背筋を伸ばして胸を張るといった力強い「パワーポーズ」を取るだけで自然と自信が出たり、前向きな気持ちになったりすることがわかっています（ただし、疑問を表明する研究者もいます）。

これはたとえ自分に自信がないときでも、姿勢やポーズを変えるだけで、脳内で分泌されるホルモンが変化するためです。具体的には、「テストステロン」という雄性ホルモンの分泌がうながされることがわかっています。

「パワーポーズ」でストレスホルモンが減る

また、パワーポーズをすると、ストレスホルモンである「コルチゾール」の値が減ることも確認されました。これはアスリートなどが取り入れる方法でもあり、要は自分に暗示をかけて自信をつけるということです。

逆にパワーポーズとは違い、背中を丸めてうなだれるポーズをしたときは、反対の結果が出るのが興味深い点です。

人は自分の気持ちをなかなか変えられませんが、ただ姿勢を変え

るだけで、気持ちをコントロールすることは案外可能なのです。

■ 姿勢を変えるだけでも自己肯定感は育まれる

そこで、例えばふだん背中を丸めてしまうクセがある人なら、逆に堂々と反り返るような姿勢を、1日5分でもいいので習慣にしてみてはどうでしょう？

そうして少しずつ姿勢を変えていけば、あとから内面の力強さも次第についていきます。

いつも堂々としている人には、**まわりもそんな様子を見て「大事に扱おう」「この人と仲良くしておこう」**などと思うものです。

誰にでも劇的な効果があるわけではありませんが、姿勢を変えるなどの少しずつの積み重ねが、健全な自己肯定感を育んでくれるはずです。

胸を張るだけで、なんだか自信
が湧いてきた！

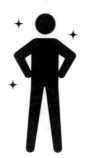

なんとなく自信がないときは、姿勢やポーズを堂々としたものに変えるだけでもいい。脳内で「テストステロン」が分泌され、下がりがちな気持ちをコントロールすることができる。

利他的に行動していれば自己肯定感が高まっていく

44

POINT ほめるのは体にもいい！

「ほめ言葉」はお金をもらうのと同じくらいうれしい

脳には快感を生み出すことにかかわる部分があり、それらが刺激されると大きなよろこびを感じます。

自然科学研究機構生理学研究所の定藤規弘教授の研究によると、なんとほめ言葉だけでも、現金を受け取ったときと同じようなよろこびを感じることがあきらかになりました。

しかも、これら脳のなかの「報酬系」が刺激されると、「ナチュラルキラー細胞」（ウイルス感染細胞やがん細胞を攻撃するリンパ球）が活発になるため、健康にもいいことが別の複数の研究でもあきらかになっています。

利他的に行動すればほめる機会も増えていく

別に他人にほめられなくても、自分自身でよい評価をするだけでも快感を得られることがわかっています。

このとき、脳では「内側前頭前野」という部分が、「自分は素晴らしい」「自分はよいことをした」と判断しています。ここに他人からの評価が重なれば、さらに強いよろこびを感じることができるというわけです。

つまり人間は、利己的に行動するよりも、利他的に行動した結果、他人にほめられるほうがいい。

利他的に行動するほうが、より大きな快感や自己肯定感を得やすくなるのです。

自ら「よい結果を生み出す環境」をつくろう

仕事でも日常生活でも、まわりの人たちが利益を得られるように考えて振る舞っていると、他人から評価されることも増えていくはずです。

そして、そのときの評価や「ほめ言葉」によって、さらに脳の「報酬系」が刺激されます。

あたりまえですが、利他的に振る舞っていると人間関係も円滑になりますから、ますますよい結果を生み出す環境をかたちづくっていけるのです。

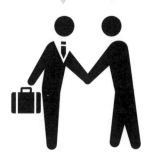

今日のプレゼンはとてもよかったよ！

ありがとうございます！

「ほめ言葉」によって脳の「報酬系」が刺激されると、大きなよろこびを感じて、快感や自己肯定感を得やすくなる。そのよろこびは、お金をもらうのと同じくらい大きい。

他者の力を生かせるから 最終的に生き延びる

45

POINT 「ひとり勝ち」は結局滅びる

絶滅危惧種になった強靭なクロサイ

いま世界には環境の変化や密猟の横行などで数が激減し、種として絶滅の恐れがある「絶滅危惧種」と呼ばれる生物がいます。

クロサイもそうした絶滅危惧種のひとつですが、クロサイは個体としての戦闘能力が非常に高く、成体になればむしろ生存の危機に陥ることなどほとんどないといわれるほど、強靭な動物とみなされてきました。

そのためクロサイは進化の過程で、群れをなさない方法を選んでいます。子どものときに外敵に襲われにくくするために、数を少なく産み育てます。確実に成体へ育ったほうが、生存確率が高くなるからです。

環境に適応し過ぎると環境の変化に耐えられない

しかし、人の環境破壊のスピードが、クロサイの環境適応のスピードを圧倒的に上回ってしまいました。人が存在する以前の環境に最適化していた結果、環境そのものの激変に耐えることができなかったのが理由です。

これはクロサイにとって不幸なことでしたが、わたしは似たようなことが、いまの人間社会にもあてはまるのではないかと思うときがあります。

◾ 生き抜くためには「ひとり勝ちしない」道を選ぶ

　勢いのさかんな者は必ず衰えることを「盛者必衰」といいますが、人であれ企業であれ、ある時期にどれだけひとり勝ちしても、いつしか必ず衰退していくものです。

　そんな環境そのものが激変したときに、**最終的に生き残るのは、むしろひとり勝ちしないようにまわりと共存し、助けを得ながらみんなで生き残れるようにしてきた者たち**です。

　これは、「自己肯定感」についても、同じことがいえるかもしれません。ひとり勝ちして得られる自信や実績などは、決して長続きしないものだからです。

　そうではなく、**他人を思いやり、他人の力を生かすからこそ生き延びることができる**。そして、真の自己肯定感を得ることもできるのでしょう。

失敗なんかたいしたことないよ。
また一緒にやろう！

ありがとう。元気
が出てきたよ

最終的に生き残るのは、ひとり勝ちしないようにまわりと共存し、お互いに助け合いながら、みんなで生き残れるように行動する者たち。他人を思いやり、他人の力を生かすからこそ、強靭な自己肯定感を得ることもできる。

自分の脳、体質、考え方……
持ち札はすでに配られている

46

POINT 「自分を変えない」という戦略

脳には人それぞれ生まれつきの性質がある

よく「自分を変える」などといいますが、**自分そのものを根本的に変えることはかなり難しいことです**。なぜなら、ここまで述べてきたように、わたしたちの脳は自分ではどうにもならない生まれつきの特質を持っているからです。

脳にある様々な神経伝達物質（安心感をもたらすセロトニン、やる気を高めるドーパミン、集中力を上げるノルアドレナリンなど）の量には個人差があります。

また、それらの全体量を調整するモノアミン酸化酵素も、分解の度合いに遺伝による個人差があります。

つまり、脳には人それぞれ生まれつきの性質があり、それが「個性」をかたちづくります。その個性（脳）の働きを変えようとするのは、あまり効率的なアプローチとはいえません。

いまの自分が持つあらゆるものを生かす

では、どうすればいいかというと、わたしがおすすめしたいのは、「いまの自分を最大限に生かす」ことです。

世間の標準に自分を合わせていく必要はなく、**生まれながらの自分の体質や、それにともない育まれる思考や価値観、そして直感など、自分が持つあらゆるものをフル活用していく**のです。

そうすれば、人生は自分なりの道筋を描き出し、確実に開けていきます。あなたが生まれたときに、すでにあなたの「持ち札」は配られているということです。

「自分を変えよう」として苦しむのをやめる

確かに、生育環境や条件に恵まれない不運はありますが、その条件下で工夫しながら、幸せに生きている人はたくさんいます。

一方で、恵まれた持ち札を十分生かせない人もいます。勝負は、自分の持ち札をいかに活用するかにかかっているわけです。

考え方次第で人生はいくらでも楽しくできるし、前向きに幸せを求めていくこともできます。「自分を変えよう！」と思って苦しむのは、もう手放してしまいましょう。

自分で自分を認めて、肯定して生きていけばいいのだと思います。

●いまの自分を最大限に生かせば道は開ける

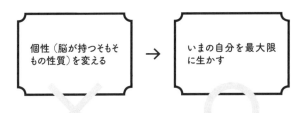

個性（脳が持つそもそもの性質）を変える　→　いまの自分を最大限に生かす

「自分を変えよう」と思って苦しむのではなく、いまの自分を自分で認め、肯定して生きていく。そのためには、生まれながらの自分の体質や思考、価値観、そして直感など、自分が持つあらゆるものをフル活用する。

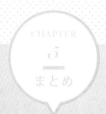

☑ 自分が「心地いい」と感じることを
すると「報酬系」が刺激され、ある
がままの自分で生きられる

☑ 好奇心を大切にし、新しいものごと
を知ろうとしていると、むしろ自分
らしく生きられる

☑ 自分の「嫌いな部分」をポジティブ
にとらえ直せば、自分だけの才能に
変わる

☑ 自分をほめてあげるだけで、自己評
価が高まり、本当に「そのような自
分」になる

☑ 「見た目」を整えたり、前向きなフ
リをしたりするだけで、自ずと自己
肯定感が高まる

CHAPTER

6

「嫌な気持ち」に
対処する方法

不安は無用に恐れずに
まずは自分から「切り離す」

POINT 「不安」は生理現象

セロトニンの分泌が減ると不安になる

脳内物質のセロトニンの分泌量が減ると、ある感情が心を占めるようになります。それが、「不安」です。

87ページで、人とのつながりが途絶えたり、誰とも本音で話せない孤独な環境だったりすると緊張や不安を感じやすくなると述べましたが、心が不安でいっぱいになると、生活習慣はもとより人間関係まで乱れていきます。

そして**不安が怖いのは、さらなる不安を呼び込む状態をつくってしまう点です。**

不安から自分を切り離すのが得策

そんな状態を避けるには、**不安なことをいったんあとまわしにするといいでしょう。**「それができたら不安にならないのでは？」という人もいると思いますが、不安という感情は対処行動を取りづらく、すぐ目に見える結果を得られないために生じる面もあります。

例えば、「仕事がなくなったらどうしよう」「浮気されたらどうしよう」「試験に落ちたらどうしよう」などと不安になっても、他人を思うがままコントロールはできないし、すぐさま状況がよくなる対処もできません。

だからこそ、「不安だけど、とりあえず今日は早く寝て明日に備

えよう」と考えて、自分から不安を切り離すほうがいいのです。

　心身さえ健康なら、翌日いい方法を思いつくかもしれないし、環境の変化につぶされない心身の状態をつくることもできます。

▪ 不安はホルモン分泌に関する生理現象に過ぎない

　不安があるからこそ、人間は長期的な目線で未来を考え行動することができます。不安を特別視して恐れる必要はないのです。

　繰り返しになりますが、不安を感じるのはセロトニンが減っているからです。実際にお腹が減ったときや、女性の場合は生理前にセロトニンの分泌が減るとされます。

　同じように、不安を「生理現象」として考えるだけでも、うまく客観視できるようになるのではないでしょうか。

●不安が生み出す負のループ

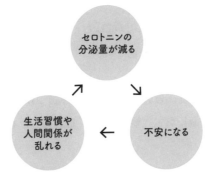

不安が怖いのは、さらなる不安を呼び込む状態をつくってしまうから。そんな状態を避けるには、不安なことをいったんあとまわしにし、自分から不安を切り離すといい。

脳には不安にとらわれない
仕組みが備わっている

POINT 結果を真正面から受け止めない

ある能力が低い人ほど自分を過大評価する

かつてアメリカで面白い実験が行われました。被験者にユーモア度を測るテストを行い、ユーモア度が低いと判定された人たちに、結果を伏せたうえで、「自分がどのくらいできたと思うか」を聞きました。

すると結果は、ほとんどの人が「自分は平均より上だと思う」と答えたのです。これにより、ある能力（ここではユーモア度）が低い人ほど、自分を過大評価する傾向があきらかになりました。

自分のことを正確に見ると生きづらい

脳科学の観点から見ると、脳にはもともと悩み過ぎたり不安感情にとらわれ過ぎたりしないように、「認知バイアス」を起こす仕組みが備わっています。

認知バイアスとは、自分の願望や信念を裏づける情報を重視し、評価することを指します。要するに、「自分のことを正確に見ない」仕組みです。

この仕組みによって、いろいろつらいことがあっても、自己評価をゆがめる（自分を騙す）ことで不安が解消され、より生きやすくなります。

逆に、「わたしは能力が低い」「わたしはできなかった」と、結果

を真正面から受け止めてしまうと、なにをするにも怖くなってしまいます。人が抱える悩みは尽きませんが、必要以上に悩んで、生きづらさを抱えてしまう人も多いのではないでしょうか。

40代にもなると不安感情は次第に落ち着く

ただ、個人差はあるものの、人は40代になったころから不安感情も和らいでいきます。若いときはドーパミンが活発に分泌されることで不安感情は増幅しがちですが、**ある時期を境にドーパミンの分泌が緩やかになり、脳が生理的に落ち着いていくのです。**

そこで、いま強い不安を感じて悩んでいる若い人も、「いずれ落ち着くだろう」と思って気楽に考えてみてください。

自分らしく生きやすくなる時期が、きっとやってきます。

●「認知バイアス」によって悩みや不安が和らぐ

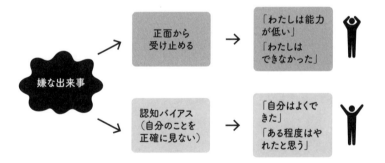

脳にはもともと自分を過大評価するなど、悩みや不安にとらわれ過ぎないように「認知バイアス」を起こす仕組みがある。よくない結果を真正面から受け止めてしまうと、必要以上に生きづらさを抱えてしまう。

不安を感じたときは「きっと大丈夫」と脳を騙す

POINT 「できる」と思えばできる

脳には騙されやすい性質がある

実際に不安にとらわれたときの対処法も紹介しましょう。まず、気持ちを落ち着かせるためには、**不安を感じることに対して、「大丈夫かもしれない」「きっとできるだろう」「むしろ得意なほうかもしれない」と考えてみましょう。**

実は、脳には騙されやすい性質があるので、自分に都合のいいように脳に思い込ませることは可能なのです。

もちろんあまりに突飛なことや、自分でも信じられないことではダメですが、ある程度の根拠さえあれば、案外思い込むことはできるのです。

自分で自分に「レッテル」を貼ろう

これは、48ページで紹介した「ラベリング効果」を自分自身に活用する方法です。もともとは他者に対してラベル（＝レッテル）を貼ると、その人がラベルどおりの行動をしたり、その性質を持ったりするようになる理論のことでした。

いわば、「できると思ったらできる」ということでしょうか。

そうしてまず気持ちを落ち着かせることができれば、**少しずつ本来の力を発揮しやすい状態になっていく**はずです。

■ 「やらないこと」を決めて選択肢を絞る

もうひとつ確認したいのは、**不安やストレスを感じているとき は、なぜか「やらなくてもいいこと」に取り組んでしまっていて、 自分を追い詰めている場合がある**ということです。

そこで、なにか気分が乗らないことをするときは、その前に「や るべきこと」を一つひとつ書き出してみましょう。不思議なこと に、そうするだけでも少し冷静になることができます。そのうえ で、そのリストから「やらなくてもいいこと」をどんどん取り除い ていくのです。

そうして残ったものが、あなたが本当に「やるべきこと」です。 たとえ嫌なことでも、「やるべきこと」の数が絞られると、それに 取り組みやすくなります。

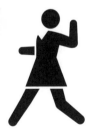

わたしならきっとできる！

まぁ大丈夫 でしょう

むしろ得意 かも？

脳には騙されやすい性質があるため、自分に都合のいい ように脳に思い込ませることができる。不安を感じたら、 「きっとうまくいく」と自分で自分を騙してみると、うまく いく可能性が高まっていく。

脳は環境の変化に対応し 生存戦略をすみやかに変える

脳は「不完全」な臓器

不安は未知の状況に対応しようとするサイン

「本当にこのままでいいのだろうか?」「この先こんな状態では生きていけないのでは……」などと、悩みや不安感を持つのは、脳が未知の状況に対応しようとしているサインといえます。

そんなことができるのは、脳がほかの臓器と比べてかなり不完全なものだからです。

考えてみれば、骨や筋肉や消化器や循環器などが、外部環境の変化にその都度対応して「変化」していたら、人はそもそも生きられませんよね。でも、脳だけは環境の変化にいち早く対応し、生存戦略をすぐさま変えられるのです。

人は環境の変化に必ず慣れていく

例えば、仕事で急にリーダーの立場になったとき。最初はまったく慣れず右も左もわからなかったのに、半年もすれば少しずつリーダーシップを取れるようになり、リーダーの役割が板についてくるものです。

そうして内面はもとより、見た目まで頼もしく変わっていく人が、みなさんのまわりにもいると思います。

あるいは、新型コロナウイルス感染症のパンデミック下においては、突然仕事を失ったり、暮らす場所が変わったりした人もいるこ

128

とでしょう。

しかし、もちろん個人差はあるものの、そんな**激しい環境変化にさらされたとしても、人は遅かれ早かれ変化した後の環境に必ず慣れていく**ものです。

ピンチを変化のチャンスにしよう

誰しも柔軟で不完全な脳を持って生きているがゆえに、人は環境によって変わっていきます。

そして、あなたが激しい環境の変化に対応できるのは、あなたの脳が生存戦略をすみやかに変えられる力を備えているからです。

それは、自分の意思で**ピンチを変化のチャンスととらえて、「自分を変えられる」**ということでもあるのです。

●脳は生存戦略をすみやかに変えることができる

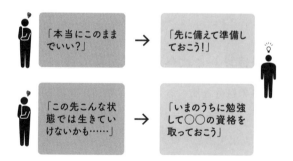

「本当にこのままでいい?」 → 「先に備えて準備しておこう!」

「この先こんな状態では生きていけないかも……」 → 「いまのうちに勉強して○○の資格を取っておこう」

「不安」は未知の状況に対応し、変化しようとするときに生じるサイン。ピンチをチャンスの機会ととらえれば、自分の意思で自分を変えることができる。

51

脳は誰かと比べなければ幸せを感じにくい

POINT 「他人と比べる」のは脳の性質

なぜ他人を見てもやもやするのか

よく「他人と比べるのではなく過去の自分と比べよう」などといわれることがあります。

確かに、性格や生育環境や、いま置かれている条件が違う他人となにかを比べてもあまり意味はありませんから、このアドバイスはあながち間違いとはいえません。

ただ、過去の自分と比べる、その対処行動を継続してできる人がどれほどいるかと思うと、多少疑問も残ります。

そもそもこのアドバイスが誰にでも簡単にできることなら、進化の過程において、他人と比べてもやもやする人間など早々にいなくなっているはずです。

「過去の自分」と比べるのは至難の業

また、過去の自分と比べるといっても、人間はむかしのことをずっと覚えていられるわけではありません。

印象に残った出来事こそ覚えていられますが、例えば「3年前の自分」というような曖昧な状態を、そのまま正確に記憶している人はほとんどいないでしょう。

ましてや、そんな過去の自分と現在の自分とを比べてなにかを実行に移すなど、至難の業ではないでしょうか?

他人と比べるのは性格の問題ではない

つまり、他人が成功し得をするのを見てもやもやしたり、他人の失敗を見て内心よろこんだりするのは、なにかと比べなければ幸せを感じにくいわたしたちの脳が持つ性質なのです。

確固たる自分の基準を持って生きていると信じている人もいますが、そんな人たちも、必ずどこかで自分と他人を比べています。**わたしたちの脳は、他人と比べることを優先するようにできているのです。**

やや切ない気持ちにもなりますが、逆にいえば、他人と比べてしまうのは、なにもあなたの性格が悪かったり、弱かったりするのが理由ではなく、自己否定などする必要はないということです。

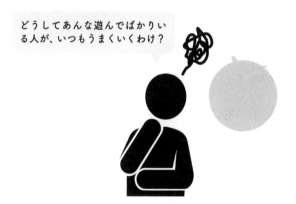

どうしてあんな遊んでばかりいる人が、いつもうまくいくわけ？

脳には誰かと比べなければ、幸せを感じにくい性質がある。他人が成功し得をするのを見てもやもやしたり、他人の失敗を見て内心よろこんだりするのは、わたしたちの脳がもともと持つ性質といえる。

社会性のなかで生じる「妬み」は人間的な感情

52

POINT 嫉妬と妬みはまったく違う

嫉妬は相手に「奪われたくない」気持ち

嫌な気持ちのなかに、「嫉妬」と「妬み」という感情があります。わたしたちはふだんこれらを同じような気持ちと考えがちですが、心理学では違う感情とされます。

簡単に説明すると、「嫉妬」は、自分がもともと持っているなにかを、誰かに奪われることを恐れたり不安になったりする感情を指します。

これは人間だけでなくほかの哺乳類も持っていて、「外敵にテリトリーを奪われるのではないか?」という本能的な恐れの感情に近いものとされています。

妬みは相手を「引きずり下ろしたい」気持ち

後者の「妬み」は、自分と同じように見える他者が、自分よりもいいものを持っていたり、うまく成功していたり得をしたりしているときに、相手を「引きずり下ろしたくなる」ような感情のことです。

これは社会性を持つ人間(霊長類)にしかない感情とされ、自分よりも上の地位にある者に対して起こる気持ちを指します。

人間には「他人の不幸をよろこぶ気持ち」がある

このように考えると、ネット上などで見られるバッシングなどは、基本的に「妬み」の感情が表れていると見ることができます。

なぜなら、特に自分のテリトリーが荒らされるわけでもなく、ただ「なぜこんな人がうまくやっているのか」「たいしたことないくせに」「かわい子ぶっているくせに」などと、気持ちがかき乱されている状態だからです。

そして、自分が直接手を下さなくても、その相手がなんらかの苦しみや悲しみや失敗などに見舞われたときは、なんともいえないよろこびの感情が湧き上がります。

この「他人の不幸をよろこぶ気持ち」は、専門的には「シャーデンフロイデ」と呼ばれ、俗に「他人の不幸で今日も飯がうまい」という"メシウマ"な感情のことを指しています。

嫉妬	妬み
自分がもともと持つものを誰かに奪われることを恐れたり、不安になったりする感情	自分と似た境遇の他者が、自分よりいいものを持っていたり、得をしたりしているときに、相手を引きずり下ろしたくなるような感情

ネット上で見られるバッシングなどは、「妬み」の感情が表れていると見ることができる。この「他人の不幸をよろこぶ気持ち」を、専門的には「シャーデンフロイデ」と呼ぶ。

知らないうちにさらされる「妬み」から身を守る方法

53

POINT 近しい間柄こそ要注意

「関係を遠くする」ことで身を守る

他人からの妬みはとてもやっかいな感情です。また、妬みにさらされる人ほど、他人に対してあまり妬みを感じない人であることが多いものです。つまり、自分が妬まれていることになかなか気づきにくいわけです。

そのため、ふだんから「誰かが自分を妬んでいるかも……」と意識して、身を守る方法を考えておくことが必要です。

他人の妬みを止める確実な方法はありませんが、ここでは3つの効果的な方法を紹介しましょう。

いちばん楽な方法は、「関係を遠くしてしまう」ことです。たいていの場合、近しい間柄ゆえに勝手に比べられて、妬まれてしまう場合が多いからです。

自分の「ダメなところ」をあえて見せる

ふたつめは、「自分のダメなところを見せる」方法です。

妬むということは、相手はあなたの輝いている部分だけを見ている可能性が高いといえます。そのため、「けっこう失敗だらけなんです」「実はこんなダメなところもあります」と、欠点をしっかり見せておくのです。

すると相手は、「わたしと同じようなところもあるんだ」と安心

して、妬みがやむことがあります。

▪ 相手との「違い」をわからせるのもひとつの手

　３つめの方法は、逆に「あなたとはこんなに違う」とはっきりさせることです。先に述べたように、人は「近い間柄（距離）だ」「同じような属性・立場だ」と感じる相手にこそ、妬みの感情を抱きやすくなります。

　そこで、**もし自分にあきらかに相手よりも優れた面があるならば、相手にその事実をはっきりと認識させておくのもひとつの方法**となり得ます。

　ただし、この方法は伝え方を間違えるとさらに怒りや恨みを買う場合があるので、あくまでひとつの手段として、様子を見ながら試すことをおすすめします。

● 他人の妬みを止める３つの効果的な方法

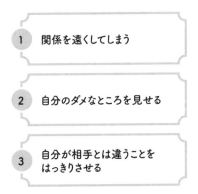

1 関係を遠くしてしまう

2 自分のダメなところを見せる

3 自分が相手とは違うことを
　はっきりさせる

妬みにさらされる人ほど、自分が妬まれていることに気づきにくい。そこで、ふだんから「誰かに妬まれているかもしれない」と意識し、身を守る方法を考えておく。

日本人は他人の足を引っ張る意地の悪い行動が多い

54

POINT 「日本人は親切」は一面的

日本人は本当に「礼儀正しい」のか？

海外から日本に訪れた人が、「日本人は礼儀正しい」「みんなやさしく穏やかだ」などとほめてくれることがよくあります。

確かに、日本人にはそんな傾向が見られますが、それを真に受けてよろこぶ態度には、わたしはちょっとした違和感を覚えてしまいます。

なぜなら、**日本人がそうした礼儀正しく穏やかな振る舞いをするのは、そうしなければこの国では生きづらくなるだけだから**です。要するに、日本人は生存戦略としてそうしているだけという面はないでしょうか？

日本人が親切なのはわけがある

日本人が礼儀正しいのは、**他人に対して無礼に振る舞うと、そのうわさがめぐりめぐって、かえって自分が不利益を被る可能性が高まる**からとも考えられます。

山林が多い日本の狭い地理条件では、むかしから住む場所も限られますから、まわりから批判や攻撃をされると、相当程度生きづらくなるでしょう。

また、自ら他人に親切にしたりまわりと協調したりするのも、自分がピンチに陥ったときにみんなに見捨てられるかもしれないか

ら、と見ることもできそうです。

日本人は「他人の足を引っ張る」傾向が強い

大阪大学社会経済研究所で面白い実験が行われました。被験者に、行動によって自分の利益が左右される「出資して公共財をつくるゲーム」をしてもらいました。すると、**日本人に特徴的な行動として、「自分が損をしてでも、他人が利益を得るのを邪魔する行動」が見られた**のです。

つまり、特定の誰かがまわりを出し抜いて大きな利益を得るのは、社会（みんな）の損失となるため、なにがなんでも足を引っ張ろうとするわけです。

「日本人は協調性がある」とほめられますが、その裏には、なかなか毒々しい感情が横たわっているのかもしれません。

● 日本人の協調性は生存戦略のひとつ

> ■ 日本人は協調性がある
> ■ 日本人は礼儀正しい

> ■ 日本人は他人の足を引っ張る
> ■ 日本人は非礼・無礼を許さない

「日本人は礼儀正しい」「日本人はやさしい」などとよくいわれるが、日本人がそんな振る舞いをする傾向が強いのは、実はそうしなければ生きづらくなる社会だからともいえる。

協調的に振る舞うのは
怖い目に遭いたくないから

「協調性」という同調圧力

「出る杭は打たれる」社会

136ページで述べた日本人の性質をもう少し見ていくと、「やさしさ」「礼儀正しさ」「協調性」などの性質は、自分がまわりからの嫌がらせや、意地の悪い行動に遭わないようにするためであり、そうしたまわりからの同調圧力に原因があるのかもしれません。

いわば、**集団のなかでひとりだけ抜け駆けをするような人を許さず、みんなが協調的であることで、他人から足を引っ張られないような社会をつくっている面がある**のです。

わかりやすくいうと、「出る杭は打たれる」という社会をつくっているということです。

誰も得をしてはいけない

実は、137ページで紹介した「出資して公共財をつくるゲーム」では、進むにつれて興味深い展開が見られました。それは、被験者たちが次第に協力的になっていったことです。

これはつまり、まわりを出し抜こうとすると嫌がらせなどをされる可能性が高くなるので、恐れや不安を感じるようになっていくためと見ることができます。

要するに、まわりからの社会的制裁を恐れながらも、「わたしが得をしないのだから、ほかの人も得をしてはいけないのだ」と考え

るようになってしまう。

　これこそ、まさに同調圧力として働く面があるのではないでしょうか？

日本人は意地の悪い行動で社会を守ってきた

　ただし、こうした日本人の性質には、セロトニンの動態など、遺伝的な要素も理由に挙げられます。

　そのため、別に日本人が嫌がらせなどをするのは、もともと性格が悪いからではありません。

　意地の悪い行動をしなければ、自分たちが住む環境を守りながら、みんなで生き延びることができなかったためと考えることもできるのです。

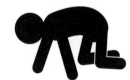

同調圧力

いじわるされたくない！

まわりからの嫌がらせなどに遭わないようにするために、日本人は「礼儀正しさ」「協調性」などの性質をより強く身につけたが、それが同調圧力として働いている面がある。

<blockquote>
※右側縦書き：
</blockquote>

他人をおとしめる人からは
すぐに離れるべき

56

> **POINT** 意地の悪い人に搾取されるな

人の成功を祝福できない人たち

132ページで嫉妬や妬みのメカニズムを紹介しましたが、人の成功やうまくいっていることに対して、素直に祝福できない人は案外います。

うまくいっている人は、それなりの理由があってうまくいっているのですが、そんな人に対して「やり方がおかしい」「まわりのことを考えずわがままだ」と、おとしめようとする人がいるのです。

もしあなたがいま、そのような**人の成功を祝福できない人が多い環境にいる**のであれば、すぐにそこから抜け出すことを考えてほしいと思います。そんな場所では、あなたもいずれ足を引っ張られる存在となるからです。

仕事の結果と人間性はまったく関係がない

仮にうまくいっている人の性格が悪くても、プライベートが乱れていても、それは仕事の結果とは関係がありません。仕事ができるのと、人間的に素晴らしいかどうかは、本来まったく関係ないことです。

それでも、日本人特有の意地の悪い行動のためか、日本人は**うまくいっている人たちを叩きがち**です。もちろん、犯罪行為は許してはいけませんが、その人がプライベートでなにをしようとどうでも

いいことのはず。

　にもかかわらず、それを決して許さない社会や集団を、息苦しく感じることがないでしょうか。

■ 「いまの若いやつは……」に要注意

　パワーハラスメントやモラルハラスメントも問題になっていますね。外部から見えづらく、場合によって称賛までされかねない、日本人特有の仕事観、根性論、理不尽な倫理観の押しつけなども、典型的な意地の悪い行動といえるでしょう。

　職場によくある「いまの若いやつは……」というのも、**自分の価値観を上から押しつける典型的な言動**です。そんなことが多い場所からは、一刻も早く去ることをおすすめします。

●日本人特有の意地の悪い行動

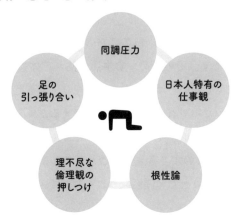

意地の悪い行動によって社会を守ってきた日本人は、それらによって息苦しさを感じることも多い。

57

悩みに対処するには脳が働ける「余裕」をつくる

POINT 悩む前に生活を整える

自分の頭で考えるには脳に「余裕」が必要

なにかに悩んだときは、その悩みについて考える前に、まずふだんの生活習慣や身のまわりの住環境などが整っているかを確認しましょう。

なぜなら、自分の頭で考えることは、脳科学的にいうと「前頭前野を働かせる」こととほぼ同じであり、**日常生活をきちんと整えてはじめて、脳に考える「余裕」ができる**からです。

そうして、自分の力で悩みに適切な対処ができるのです。

余計なことに脳のエネルギーを使わない

前頭前野を働かせるには、脳のほかの領域にエネルギーを使わないことが必要です。そのため、食生活が乱れて体力が落ちていたり、ストレスで心がいっぱいになっていたり、寝不足だったり、時間に追われていたりすれば、脳のなかの考えるためのリソース（余裕）が不足してしまいます。

その結果、「自分の頭で考える」ことができなくなり、他人の言動に振り回されるなどして問題にうまく対処できず、必要以上に悩んでしまうのです。

「自分で考えて、決めて、行動する」練習を

　ストレスが溜まりづらい規則正しい生活環境をつくるときに、もうひとつ大切なことがあります。

　それは、**毎日同じような変化（ストレス）が少ない日々を送っていても、脳は同じく衰える**ということです。

　そうならないように、小さなことでもいいので刺激を与えて、前頭前野を働かせる余裕をつくることが大切です。静かで快適だからといって、あまりに刺激がない生活を送るのはかえって危険なのです。

　そこで、**自分なりに積極的に情報を集めて、自分の頭で考え、自分で判断し、自分で結論を出して行動できるように**練習をしていきましょう。

　そんな行動が少しずつ習慣になると、無用に悩まない体質になっていけるはずです。

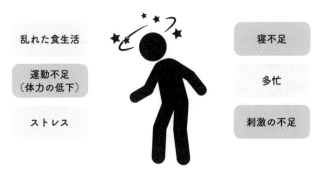

乱れた食生活
運動不足
（体力の低下）
ストレス
寝不足
多忙
刺激の不足

悩みに適切に対処するには、自分の頭で考えることが必要。そのためには、生活習慣などを整えて、まず脳に考えるための「余裕」をつくる。

心配ごとの8割以上は
むしろいいことが起きている

58

POINT 日本人は不安傾向が高い

悩むことは人間が生存するための特殊な能力

わたしたちは、いま現実に起きているものごとだけに悩むわけではありません。先がわからない未来を悲観して悩むときもあれば、過去に起きたことを後悔して悩む場合もあります。

そうして悩むこともまた、人間が生存するために高度に発達させた特殊な能力といえます。

ただし、将来を悲観していろいろ準備を整えておくのはいいのですが、誰にも正解がわからない未来に対して悩み過ぎるのは、あまり有効な対処法とはいえません。

心配ごとの8割以上はむしろ「いい結果」だった

面白い実験を紹介しましょう。アメリカのシンシナティ大学で、毎日のように不安感にとらわれてしまう人たちを対象にして2週間の追跡調査をしました。

その調査の結果は、心配していたことの実に85％で、むしろ「いい結果が起きていた」そうです。

日本人は不安を感じやすい傾向があると考えられるため（※右グラフ参照）、一概にこの結果を日本人にあてはめることはできません。

ただ、いい結果が起きたとはいえない残りの15％についても、

そのうち8割は「当初考えていたよりはいい結果だった」と答えた
といいます。

▪ わたしたちは「まだ見ぬ不安」を悪く考えがち

　要するに、わたしたちの脳には、「まだ見ぬ不安」を必要以上に
悪く考えてしまう傾向があるということです。

　悩みに明確な理由があれば、いまできる具体的な対処をするしか
ないのだし、それ以上の未来については、いまいくら悩んでも仕方
がありません。

　**理由のない漠然とした不安についても、人は必要以上に悪く考え
ている可能性があります。**将来に対してつい悩みがちな人に、ぜひ
知っておいてほしい事実です。

● セコム株式会社 第10回「日本人の不安に関する意識調査」

	感じている	どちらかといえば 感じている	あまり 感じていない	感じていない	不安を 感じている・ 計
全体	28.4%	43.4%	23.0%	5.2%	71.8%
男性	24.0%	47.2%	22.8%	6.0%	71.2%
女性	32.8%	39.6%	23.2%	4.4%	72.4%

※不安を感じている＝「感じている」＋「どちらかといえば感じている」

・調査期間：2021年10月22日〜23日
・対象：全国男女500名（20-29歳、30-39歳、40-49歳、
　50-59歳、60歳以上／男女各50名）

　**「不安を感じている」との回答が、男女ともに7割を超える
日本人は、不安を感じやすい傾向があるといえる。**

- ☑ 不安は生理現象に過ぎない。不安を感じたら、恐れずに自分から「切り離す」

- ☑ 脳には騙されやすい性質があるため、不安を感じたときは、「きっと大丈夫」と自分を騙す

- ☑ 他人を見てもやもやするのは、もともと脳に、「他人と比べる」性質があるから

- ☑ 嫉妬は相手に「奪われたくない」気持ち。妬みは相手を「引きずり下ろしたい」気持ち

- ☑ 日本人は出る杭を打ち、「他人の足を引っ張る」傾向が強い

CHAPTER

7

報われる
正しい努力の方法

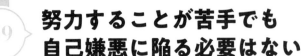

努力することが苦手でも自己嫌悪に陥る必要はない

POINT 努力できないことも才能

▪「無駄な努力をしない」ことこそ大切

「報われる正しい努力」の方法を紹介する前に、前提として知ってほしいことがあります。

それは、人は努力できたほうがいいように思えますが、実は「**無駄な努力をしない**」ことが、生きるうえでは**大切な能力**だということです。

人生は有限ですから、いくら効率的に努力できる方法を身につけても、結果に結びつかない努力ばかりしていては意味がないのです。

▪ 努力できるかどうかはあらかじめ決まっている

また、**努力できるかどうかは、単に脳の構造に違いがあるだけであり、努力が苦手でも自己嫌悪に陥る必要はありません。**

アメリカのヴァンダービルト大学の研究では、被験者に単調なタスクを課して観察したところ、最後までやり切る人と途中であきらめる人で、脳の特定部分の働きに違いがあることがわかりました。

最後までやり切る人の脳で活発に働いたのは「線条体」と「腹内側部」で、これらの部分が「〜すれば、〜がもらえる」という「報酬」を感じる機能を高めることで、努力のモチベーションになっていたのです。

一方、途中であきらめる人は、「島皮質」と呼ばれる「損得」を

冷静に計算できる部分が働いていました。つまり、「こんな単調な
タスクなんて無駄」と判断し、努力のブレーキとなっていたのです。

「面倒だ」と思う気持ちを大切にしよう

つまり、単調なタスクに対する努力を報酬や快感に変えられる人
と、損得勘定でとらえる人がいるわけです。

そこで、努力が苦手だという人は、むしろ「努力できないこと」
をひとつの才能ととらえて、アプローチを考えていくことをおすす
めします。

「わたしはなにをやっても続かない」と自分を否定するのではな
く、「面倒だ」と思う気持ちを大切に扱い、持って生まれた才能を
肯定する。限られた時間を無駄にしないために、とても大切な態度
です。

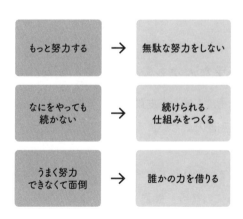

努力が苦手な人は、むしろ「努力できないこと」をひとつの
才能ととらえる。持って生まれた才能を肯定し、自分なら
ではのアプローチを考えていく。

努力が苦手な人は
自分に「ご褒美」を与える

得られる成果を具体的にしよう

「努力できないこと」が工夫につながる

148ページで述べた「島皮質（とう ひ しつ）」の働きが優位な人は、なにかの作業をしていても、しばらくすると飽きてしまいがちです。そして、人によっては、目の前の作業に無理してこつこつと取り組もうとするのではなく、もっと効率的に作業を進められるような工夫をしはじめます。

広い視野からものごとをとらえて効率的な仕組みを考えたり、優れた人を集めてチームを率いたり……。すぐ飽きてしまう性格だからこそ、結果的にユニークな発想を生み出せる可能性が高まるのです。

努力が苦手な人がものごとをやり切るには？

冷静に損得勘定をする島皮質の働きをうまく利用すれば、努力偏重型の人では到底及ばないような、大きな成果を生み出すことも可能です。

ただ、人生ではどうしても地道な努力を続けることが必要とされる場面もあるでしょう。勉強であれ、仕事であれ、スポーツであれ、芸術活動であれ、継続的なトレーニングを必要とするものはたくさんあります。

たとえ努力することが苦手でも、ものごとを「やり切る」ように

なるにはどうすればいいのでしょう?

■ ゲームのように楽しめる仕組みをつくる

その答えは、すぐに「面倒」と感じてしまう島皮質に、「ご褒美（報酬）」を与えることです。

島皮質の働きが優位な人は、もともと報酬を感じにくいため、得られる成果をできるだけ具体的に設定しておくことが必要なのです。

さらに、達成後の自分の姿を映像で具体的にイメージしたり、ゲームのような仕組みをつくったりして、楽しんで継続できる工夫をしておくとより効果的です。

そうした工夫で、島皮質による「努力のブレーキ」を弱めることができるはずです。

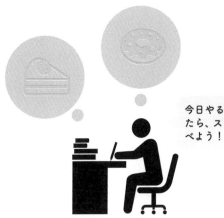

今日やる分が終わったら、スイーツを食べよう!

島皮質の働きが優位な人は、もともと報酬を感じにくい性質。そこで、事前に具体的な「ご褒美（報酬）」を決めておくと、ものごとを続けやすくなる。

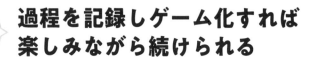

61 過程を記録しゲーム化すれば楽しみながら続けられる

> **POINT** 努力を「見える化」しよう

努力の過程を記録すれば取り組みやすくなる

取り組むものごとを、スコアを増やして競うゲームのようなものとみなせば、努力を続けやすくなると述べました。

具体的には、自分の成長や進歩の過程を「目に見える」かたちにして、いつでも把握できるようにしておくと、ゲームのような感覚で取り組みやすくなります。

レコーディングダイエットという方法があるように、ダイエットをするなら体重の増減を、勉強ならば勉強量（問題集のページ数など）を記録して「見える化」すれば、自分の成長の軌跡がわかり、楽しんで取り組みやすくなります。

「振り返り」によって新しい意欲を生み出せる

努力の過程を記録しておくのがいいのは、「振り返り」の質が高まるからです。

思ったような結果が出ないときに、「ここが弱いかもしれないな」「できている部分はあるから落ち込む必要はない」などと、冷静に振り返ることができます。

行動を振り返るのは、反省するためだけに行うのではなく、重要なのは「新しい自分に近づいていくためのエネルギーを得る」ということです。

　個人差はありますが、時間をかけて、冷静に自分を振り返りながら取り組めば、たいていのことは達成できるはずです。

「途中であきらめる」リスクを減らしていく

「いやいや、達成できないこともあるよ」という人もいるかもしれません。

　それには「向いていなかった」「目標が高過ぎた」という原因もあると推察できますが、それよりありがちな原因は、「途中であきらめてしまった」ということです。

　そんな挫折のリスクを減らすためにも、努力の過程を記録することは、目標へ向かってブレずに進んでいくための道標になります。

　お伝えしたいのは、「持って生まれた脳の構造」は変えられなくても、とらえ方と方法さえ変えれば、いくらでも状況は打開できるということです。

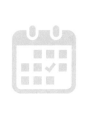

無理かなと思っていたのに……

もう3週間も続けられている！

自分の成長や進歩の過程を「目に見える」かたちにしておくと、自分の成長の軌跡がわかり、ゲームのような感覚で楽しんでものごとに取り組みやすくなる。

62 成果を出すシンプルな方法は「目的」「戦略」「実行」

POINT 「どこを目指すのか」を決める

■「目的」を設定し、「戦略」を立て、淡々と「実行」する

　仕事にせよ勉強にせよ、成果を上げるにはどうすればいいかと聞かれることがあります。わたしの答えはシンプルです。

　それは「目的」を設定し、「戦略」を立て、淡々と「実行」することに尽きるということです。

　でも、これが意外とできていない場合があるのです。よく努力やプロセスをほめる人がいますが、結果が伴っていないなら、ただ努力したことを評価してもほとんど意味がありません。

　なぜなら、**努力はある目的へ向かって進んでいく歩みのことを指しており、「苦労すること」ではないからです。**

■ 根性を出せばいいというものではない

　明確な「目的」がなければ、進むべき方向が曖昧になり、努力が実らない可能性が高まります。また、目的を達成するための「戦略」がなければ、やみくもに努力することになりがちです。

　例えば、本当は英語の本を読めるようになりたいだけなのに、とりあえず英会話スクールへ通っていても、それは見当違いの方法になるでしょう。

　そして、「実行」するのも、根性を出して臨めばいいというものではありません。正しい「戦略」のもとに、やるべきことをひとつ

ずつ片づけていくイメージで、淡々と「実行」していくことが必要です。

「身近な目標」があなたを導いてくれる

ポイントは、イメージしやすい「身近な目標」を立てること。受験や資格取得なら、合格という最終目的地へ向けて、「スコアを積み上げていく」ことが目標です。ダイエットなら、毎日体重を記録する目標を立てるのもいいでしょう。

「身近な目標」を立てると、努力の結果が目に見えるようになり、やる気を維持しながら続けていくことができます。

脳はエネルギーをたくさん使うため、すぐにエネルギーを節約しようとしますから、いまの自分ができる「身近な目標」に向けて、続けることを意識してみてください。

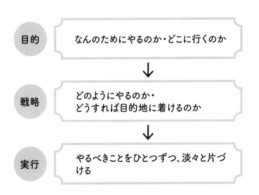

目的　なんのためにやるのか・どこに行くのか

↓

戦略　どのようにやるのか・どうすれば目的地に着けるのか

↓

実行　やるべきことをひとつずつ、淡々と片づける

成果を上げるには、「目的」を設定し、「戦略」を立て、淡々と「実行」するに尽きる。いまの自分ができる、イメージしやすい「身近な目標」を立てることがポイント。

63

うまくいく「やり方」を知れば苦手なこともできるようになる

正しい情報を探してみよう

できないのは「メンタルブロック」があるから

よく特定のものごとに対する結果だけをもって、「できる人（子）」「できない人（子）」と判断されることがあります。ですが、わたしは本質的に、その両者の能力にはさほど大きな差はないと考えています。

ならばどこに差があるのかというと、「メンタルブロック」にあると見ています。

「できない人（子）」は、「わたしはできない」というネガティブな思い込みがあるために、うまく行動できないことがあるのです。

うまくいく「やり方」を見つける

でも、たいていのものごとにはうまくいく「やり方」があり、その情報を得ることが、「できないことをできるようにする」ポイントになります。

かくいうわたしも、もともと水泳が苦手でしたが、いまではスキューバダイビングを趣味にしています。どうしたかというと、ひとりでプールに行き、YouTube の水泳のコーチング動画を観ながら、そのとおりに体を動かす練習をしたのです。

すると続けるうちに、うまく泳げなかったわたしでも少しずつ泳ぐコツがわかるようになりました。

要するに、学校では正しい泳ぎ方を教えてはくれず、ときには「気合だ！」などといわれて……なにをどうすればいいかがよくわからないだけだったのです。

みんなが気づいていない情報に気づく力

このように、「できるか・できないか」は、「知っているか・知っていないか」の差に過ぎないことがよくあります。

そのためには、「みんなが気づいていないことに気づく力」も大切です。先の例では、当時まだスマホがない時代に、YouTubeを活用することに気づくことが大切になるわけです。

さもなければ、「とにかく何度も泳げばいい」「努力が足りないのかもしれない」という精神論になってしまいます。

できないことをできるようになるには、**まず正確な情報（やり方）を見つけ、効率的に習得することが大きなポイントになる**のです。

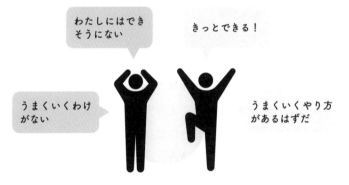

わたしにはできそうにない

きっとできる！

うまくいくわけがない

うまくいくやり方があるはずだ

できる・できないの差は「メンタルブロック」にある。たいていのものごとにはうまくいく「やり方」があるため、その情報を得ることが、できるためのポイントになる。

「得意なこと」に集中すれば まわりからも重宝される

64

POINT 自分の得意なことに集中しよう

平均程度の出来では評価されにくい

ものごとで結果を出していくためには、「自分の得意なこと」に集中することが大切です。

特に、仕事は基本的に複数人で行うものなので、それぞれが得意な領域で力を発揮すれば、全体で大きな成果を上げることができるでしょう。

努力しているのに、いまいちまわりからの評価が低いと感じる人は、苦手なことに頑張って取り組んでいる可能性があります。

苦手なことに取り組んでいると時間がどんどんなくなり、得意なことを磨く時間までなくなります。そうして、結局は平均程度の出来になってしまいがちです。

苦手なことは人に任せる

そこで、苦手なことは「人に任せる」と割り切ってしまうのもいいでしょう。自分の得意なことに集中すれば、そのスキルが磨かれて、それだけで一目置かれるようになります。

また、**苦手なことを人に任せると、別の人が活躍できる場所をつくることにもつながります。**

嫌な仕事は「楽しいこと」と結びつける

「仕事は苦手なこともやらなければならない場面がある」という人もいると思います。そんなときは、「楽しいこと」と結びつけるテクニックを使ってみてください。

退屈な単純作業が嫌いなら、項目やページごとに、ストップウォッチで処理スピードを測定すれば、スピード競争のように取り組めるかもしれません。接待が苦手でも、「人間観察」の機会としてとらえると案外楽しめる場合もあります。

仕事ができる人は、どんなことも平均的にできる人ではなく、苦手なことを少しでも楽しくする工夫ができる人です。

そうして、なるべくストレスを溜めないようにして、自分の得意なことに集中しているのです。

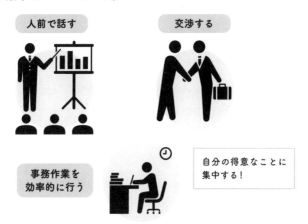

人前で話す

交渉する

事務作業を効率的に行う

自分の得意なことに集中する！

結果を出すためには、「自分の得意なこと」に集中する。特に仕事では、それぞれが得意な領域で力を発揮すれば、全体として大きな成果を上げることができる。

「適切なストレス」がなければ
やる気がなくなり不調に陥る

65

POINT 自らストレスを管理しよう

ストレスが溜まるのはやっぱりよくない

なにかに対して努力するプロセスにおいて、CHAPTER 6 でも述べたような不安や妬みなどの「嫌な気持ち」をふだんからずっと感じていると、自ずとストレスが溜まっていきます。

そうしたストレスは、自身の健康や適切なパフォーマンスを維持するうえでの障害になるため、なるべく避けなければなりません。やはり無用なストレスは必要なく、**極力自分にストレスがかかり過ぎないようにしなければ、よいパフォーマンスを出すことはできない**のです。

ストレスによってパフォーマンスが上がる

ですが、逆にストレスがなさ過ぎても「やる気」を出すことはできません。心理学者のロバート・ヤーキーズと J . D . ドットソンが発見した「ヤーキーズ・ドットソンの法則」と呼ばれるものがあります。

ラットを用いた実験により、ある一定の罰（ストレス）を与えたラットのほうが、罰を与えていないラットよりも作業効率が高まることがあきらかになっているのです。

これを人間に置き換えて考えると、**適切なストレスとなり得るレベルの「目標」や、頑張ればできるくらいの具体的な「締め切り」**

などを設定することで、人の力を最大限に引き出すことができるということもできるでしょう。

▪目標や締め切りで「適切なストレス」を与える

そこで、いまなにをするにもやる気が起きなかったり、思うような生活ができなかったりして悩んでいる人は、自分に「適切なストレス」がかかっているかをチェックしてみてください。

自分の本当の気持ちというものは客観視するのが案外難しく、わからなくても生活自体に支障はないため、なんとなく日々を過ごしてしまっている場合があります。

そんなときは、無理にやる気を出そうと頑張っても逆効果です。そうではなく、**外部から少し緊張感（目標や締め切りなど）を設定すれば、不調を脱して前へ進んでいくきっかけをつくることができる**でしょう。

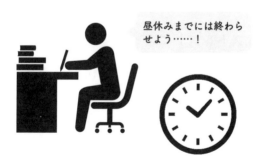

昼休みまでには終わらせよう……！

無理にやる気を出そうとするのではなく、外部からうまく緊張感を与える。目標や締め切りなどをつくって、「適切なストレス」を設定するといい。

66

困難な状況を乗り越えるとき
人は成長する

POINT 「ちょっと大変」がちょうどいい

・「なんとかなるだろう」くらいが適切なストレス

では、いったいどの程度のストレスが「適切」といえるのでしょう? これもそれぞれ個人差があるため一概にはいえませんが、目安はあります。

それは、「自分には少し大変だけど、まぁなんとかなるだろう」という程度のストレスレベルです。

自分にとっての、「適切なストレス」のレベルを知っておくことは大切です。なぜなら、無理をし過ぎて頑張っていても、結局は心身の健康を損なったり、燃え尽き症候群になったりする場合があるからです。

・「適切なストレス」によって脳は成長する

人間の体は、基本的に安定した状態を保とうとします。それを「恒常性(ホメオスタシス)」といいます。

体温や血圧の維持はいうに及ばず、例えば病原菌やウイルスが体内に侵入すると、それと闘うために免疫細胞が活発化して、排除しはじめます。

また、「適切なストレス」がかかると、脳は「シナプス(※ニューロン間の接合部)」をつくりはじめます。つまり、自分にとって困難な状況に立ち向かい、それを乗り越えていくときにこそ

人は成長するのです。

　ふだんから我が身を「適切なストレス」にさらしていれば、いい練習にもなるし、いざというときに力を出し切れる人になれるはずです。

▪ 毎日少しずつストレスレベルを上げていく

　ストレスのレベルは、少しずつ上げていくことがポイントです。運動なら、今週毎日15分走ったのなら、来週は5分だけ増やして20分走ってみましょう。勉強ならば、今日5つ英単語を覚えたのなら、明日はひとつだけ増やして新しく6つの英単語を覚えていくという具合です。

　そのように小さくはじめて、こつこつ続けていくことで、無理なくストレスレベルを上げていくことができます。

今週は毎日15分走ろう！

来週は5分だけ増やしてみよう！

適切なストレスは、「少し大変だけど、なんとかなるだろう」というくらいのレベルが目安。続けながら、ストレスのレベルを少しずつ上げていくことを意識する。

集中しようと頑張らず
集中しやすい環境をつくる

67

POINT 「帯状回」に刺激を与え過ぎない

人間は注意散漫なほうがむしろ正しい

自分の好きなことや得意なことなら集中しやすいものですが、集中すること自体が苦手な人もいます。

実際に脳にはもともと生命の安全を守るため、ひとつのことに集中しないように、**視覚や聴覚などの感覚器を通して矛盾を検出し、「脳に注意をうながす」**働きがあります。

この働きは大脳の内側面にある「帯状回（たいじょうかい）」という部分が担っており、集中できなくなるのは、「帯状回」が過敏に反応してしまうためです。

つまり、人間は注意散漫なほうがむしろ正しい状態であるともいえるのです。

「帯状回」が反応しにくい環境をつくる

脳には様々な異常を検知するシステムがある一方で、わたしたちが日常生活を過ごすうえでは、集中しなければならないときもあります。ただ、**集中力は頑張って身につけるべき能力ではなく、脳の機能に過ぎません。**

でも、機能だからこそ、わたしたちは別の方向からそれをコントロールできると考えることもできます。

要するに、「帯状回」が反応しにくい環境を人為的につくればい

いわけです。これが、手早く集中力を高める方法です。

まずはスマホの通知機能を切ろう

わたしたちの身のまわりには、「帯状回」を反応させ、集中力を散漫にさせるものごとがあふれています。その典型は、SNSやメールをはじめとする、スマートフォンの通知機能でしょう。

そこでまずできるのは、スマホの通知機能や、テレビの電源を切ることです。例えば、「19時からはおやすみモードにする」と決めて習慣化するのはどうでしょう?

まわりの人の声や雑音、部屋の温度、匂い、目に入る景色、スマホに入ってくる情報など、人によって集中力が乱れる条件は様々ですが、大切なのは、集中力を乱さない環境を人為的につくることなのです。

● 「帯状回」が過敏に反応すると集中できなくなる

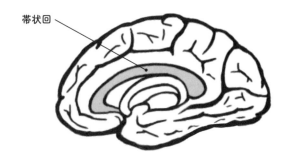

帯状回

「帯状回」は、人がひとつのことに集中しないように、「脳に注意をうながす」働きがある。注意散漫を避け、集中力を高めるには、「帯状回」が反応しにくい環境をつくればいい。

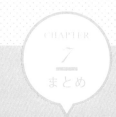

☑ 努力できるかどうかは、あらかじめ決まっている。努力が苦手でも自己嫌悪に陥る必要はない

☑ 過程を記録して「見える化」すれば、楽しみながら続けやすくなる

☑ できないのは「メンタルブロック」が主な原因。うまくいく「やり方」を探してみよう

☑ 苦手なことは人に任せて、自分の得意なことにフォーカスする

☑ 集中しようと頑張るのではなく、集中しやすい環境をつくる

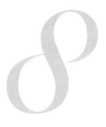

CHAPTER

8

効果的な
勉強のやり方

「好き」を大切にすれば勉強を楽しく続けていける

68

> **POINT** 「好き」から学びへ寄せていく

■ 「好き」だからずっと続けられて上達する

ここからは、効果的な勉強の方法についても紹介していきます。

まず、勉強がよくできる人の多くは、勉強が好きで、やめようとしてもやめられない人だといえます。

あたりまえですが、「好き」という気持ちがあるから続けられるし、続けるからどんどん上達して、ますます好きになっていくという好循環が生まれます。

勉強が好きというとイメージできなくても、例えばゲームが好きでずっとやり込んでいたら、知らないうちに上達していたという人もいるでしょう。そうして結果的に、ゲーム関連の仕事で大活躍していた、というのはよくある話ではないでしょうか。

■ 「好き」の秘密を探っていけば勉強が楽しくなる

どんな人にも、趣味や好きな領域がいくつかあると思います。そんな自分のなかの「好きなもの」や「興味があるもの」に関連づけて、うまく学びに入っていくのがいい方法です。

鉄道が好きな人なら、鉄道事業の成り立ちから歴史を学んだり、全国の路線図から地理の勉強へつなげたりする工夫ができます。鉄道の構造や仕組みに惹かれるなら、物理学や機械工学の道が開けるかもしれません。

　このように、「好きなもの」に関連した周辺領域を深掘りしていけば、新しい知識を得ながら、同時に楽しみと学びが深まっていくということです。

どんなことも「楽しんだもの勝ち」

　頭から「勉強なんて嫌い」と思い込むのはとてももったいないこと。**大切なのは、苦手意識に縛られない姿勢**です。

　苦手だと思い込んでいるだけで、実は勉強のなかにも、あなたの関心を引く領域がきっとあるはずです。

　そして、これは勉強以外のものごとに通じますが、どんなことも「楽しんだもの勝ち」なのです。

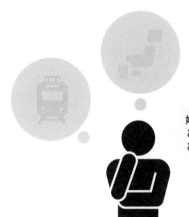

好きなものを追究すると、知らないことがどんどん出てくる……

勉強を無理に続けようとするのではなく、自分が「好きなもの」や「興味があるもの」と勉強を関連づければ、うまく学びに入っていける。

記憶を「自分ごと化」すれば すぐに忘れにくくなる

69

POINT 「エピソード記憶」を活用しよう

ものごとを「疑似体験」するように学ぶ

勉強をしても、「覚えたことをすぐ忘れてしまって困る」という人がいます。いったいどうすれば、勉強したことをずっと覚えていられるのでしょうか?

そのポイントは、「自分ごと化」することです。

多くの人は、自分の身に起きた重要な出来事はなかなか忘れないものです。そこで、それと同じようなインパクトを記憶に残すために、本や教科書の世界に入り込み、「疑似体験」するように学べばいいのです。

端的にいうと、**書かれている人やものの「気持ちになって」読む**。すると、脳に定着しやすい記憶になります。

このようにして覚えた記憶を、「エピソード記憶」と呼びます。

その世界に「入り込む」ようにして覚える

わたしは子どもの頃から、勉強する内容やテーマに対し、まさにその世界のなかに「入り込む」ようなイメージで覚えていました。

歴史などはわかりやすく、例えば自分が織田信長や明智光秀になったつもりで教科書を読みました。**その人物になりきり、その世界に入り込むと、不思議なことにそれに関する事項を忘れにくくなる**ことに気づいたのです。

このように勉強でなにかを記憶するときは、一言一句を「覚えよう」としないこと。機械的に暗記しても、忘れやすくなるからです。

▪ 「学ぶよろこび」がなければ学ぶ意味もない

「とにかく覚えよう！」「絶対忘れてはいけない！」と思っていると、むしろ勉強が苦痛になります。

また、それを他人から強制されるとなおさら、脳は自分の意思で考えていないものごとについて、「それって本当に正しいだろうか？」と疑いはじめ、余計な負荷がかかります。

結局のところ、**興味がないことはすぐに忘れる**ものです。好きではないことを無理に覚えても、そこには「学ぶよろこび」がないため、本質的な勉強にもならないのだと思います。

● 記憶の分類

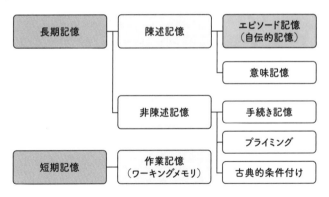

「エピソード記憶」とは、経験などに関連した、自伝的・ストーリー的な記憶のこと。ものごとを「疑似体験」するように学ぶことで「自分ごと化」すれば、忘れにくくなる。

いきなり勉強をはじめずに まず「勉強の地図」をつくる

70

POINT いきあたりばったりでは挫折する

旅行も勉強も「地図」がなければ迷ってしまう

あらゆる試験勉強に使える王道の方法があります。それはまず、**これから勉強することについての「地図」をつくる**ことです。

旅行を思い起こすとわかりやすいですが、行き先はどこで、途中になにがあるのかがある程度わからなければ、落ち着いた心で旅行を楽しめませんよね。旅行ならいきあたりばったりの楽しみもありますが、試験勉強で「次はなにを勉強しよう？」といちいち立ち止まっていたら、決してうまくいきません。

学ぶべき内容の「骨格」をつかむ

そこでまずやるべきは、試験範囲全体を網羅したテキストを、先にすべて読んでおくことです。

実際に勉強する前に、学ぶ内容をあらかじめつかんでおくわけです。

すると、「○月までにこの項目をとりあえず終わらせる」「今年中にこの単元まで到達する」というように、大体のスケジューリングもできるようになります。学ぶべき内容の骨格に沿って、進むべき道が見えていると、気持ちも楽にして勉強を続けることができるはずです。

●語学（ここでは英語）の勉強の場合

1 まず市販の文法書を購入します。レベルは心理的ハードルが低い、薄めの教材がおすすめです。いきなり分厚く詳細なものに取り組むと、地図づくり自体に挫折してしまうからです。

↓

2 文法書の「目次」を読みます。そこに書かれている内容（単元・項目）が、おおまかな「学ぶべきこと」です。これをそのまま、地図のベースとして利用します。一般的な文法書であれば、文型、動詞、時制、助動詞、不定詞、分詞……というように、通常学ぶべき内容が記されているはずです。

↓

3 文法書をすべて読んでしまいましょう。説明の密度が低い薄めの文法書なら、大体2週間もあれば読み終えることができ、その言語のある程度の「骨格」が見えてくるはずです。これがまさに、これから「学ぶべきこと」です。

↓

4 骨格に「身（＝知識）」をつけていくように、最初から時間をかけてじっくり取り組みましょう。すでに学ぶべき全容をつかんでいるので、行きつ戻りつしたり、途中で迷子になったりすることがなくなります。そうして、知識が有機的に結びついていくはずです。

勉強をうまく効率的に進める方法は、先に学ぶべき内容の「骨格」をつかむこと。目的地を見失うことがなくなり、知識も有機的につながりやすくなる。

71

勉強ができるようになるには「いかに好きになるか」が大切

「体からのメッセージ」を聞こう

続けられないのは「本当はやりたくない」から？

最初は熱心に勉強していても、しばらくすると続かなくなってやめたという話をよく聞きます。このとき続けられないのは、端的にいうと、「本当はやりたくない」可能性が高いといえるでしょう。

なぜなら、**本当に学ぶことが必要で、かつやりたいことであれば、続かないわけがない**からです。

続けられないのは、「体からのメッセージ」だととらえてほしいと思います。

ダイエットでも筋力トレーニングでもなかなか続かないのは、心の底では、苦労してまで痩せたり体を鍛えたりしたくないと思っているのかもしれません。

勉強する「目的」を再確認する

せっかく勉強をはじめたのに続かない場合、160ページでも述べたような目標の設定が、そもそも間違っている可能性もあります。そこで、あらためて「自分が勉強する目的」や「本当にやりたいこと」を思い起こして、目標の再設定をしてみましょう。

もちろん、試験をはじめ具体的な目標が決まっているなら、それに向けて最短で到達すべく効率を求めるのは当然です。

ですが、わたしはそんな割り切った勉強以外のときは、170ペー

ジで述べたような感じで、そのとき学んでいることに夢中になって、入り込んで勉強をしていました。いわば、楽しいから勉強をしたのだし、だからこそ続けられたのだと思います。

■ 学んでいることを「いかに好きになるか」

学んでいることを「いかに好きになるか」という視点はとても大切です。

これは遠まわりに思えますが、そのほうが自分にとって自然な行為となり、心身に無理なストレスがかからず、結局は効率よく学んでいけるからです。

様々な方法論（勉強法）を取り入れる前に、まずは勉強を**「好きになる」自分なりの工夫**を、ぜひ探ってみてください。

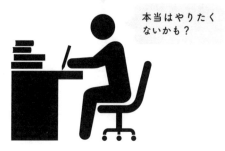

なんのために勉強しているんだろう？

本当はやりたくないかも？

勉強が続けられないのは、「本当はやりたくない」と思っているからかもしれない。そんなときは体からのメッセージと受け止めて、学ぶ目的を見直してみる。

72

「自分の頭で考える」だけで思わぬ知的興奮が得られる

積極的に問いを立てる

ものごとを漠然と受け止めない

身のまわりに起きているものごとを、ただ漠然と受け止めるだけでなく、つねに疑問を持って眺めることで気づくことがあります。

これはつまり、**自分から積極的に調べたり、それでもわからないことは人に質問したりして、「つねに問いを立てる」姿勢を持つようにする**ということです。

そうしていると、「知りたい」という好奇心が自分のなかにむくむくと育っていきます。そして、**「知りたい」と思って探索するからこそ、思ってもみなかった場所に抜け道を見つけるような、知的興奮を味わうことができるようになります。**

「自分の頭で考える」とものごとがつながる

わたしの場合、「自分の頭で考える」ことは、しんどくて難しいことではなく、まるで散歩でリフレッシュするような行為です。

ただそれまでの自分が知らなかった「新しい道」を見つけることを期待して、気楽にやるものであり、散歩でありながら同時に探検でもあるような、心躍る体験といえばいいでしょうか。

わたしの頭のなかには、ふだんからいくつかの「考えるテーマ」があります。それらはばらばらに点在しているのですが、**考えることでテーマ同士を結びつける新しいアイデアや概念などに気づくこ**

とがあり、そんなときはとても楽しくなります。

「つながっていないだろう」と思っていたものごとが実はつながっていたり、抜け道を見つけたりして、「自分の頭で考える」だけでそんな現象がたくさん起こるようになります。

▪ 自ら創造的に思考する

ふだんからこうした姿勢を持ち続けていると、ほかの人が気づかないつながりや現象に敏感になり、ものごとの本質もつかみやすくなります。

「自分の頭で考える」ことは、自ら創造的に思考することと言い換えられるでしょう。

それは、「つねに問いを立てる」ことからはじまるのです。

この道はどこにつながっているのだろう？

この先をもっと
知りたい……

「知りたい」という好奇心を持って、「自分の頭で考える」ことを続けていると、次第にいろいろな知識がつながっていく。まるで新しい道を見つけたときのような知的興奮を味わうことができる。

集中力は人それぞれ。
「キリのよさ」にこだわらない

POINT ものごとを「やり切らない」

集中力の持続時間は人によって違う

164ページで、集中力を高めるために環境を整える大切さをお伝えしました。それでも、勉強の集中力が「持続しない」という人もいるかもしれません。

集中力の持続時間はもう人それぞれで、15分〜30分という短い範囲で集中と休憩を繰り返すのが向いている人もいれば、逆に何時間もぶっ続けでものごとに没頭できる人もいます(後者の場合は、ドーパミンなどの快感物質が過剰に出ていなければ無理ですが)。

ただし、わたしは**あまり時間で厳密に区切るよりは、人それぞれ「集中力が切れるまで」**やればいいのではないかと考えています。

集中力が切れてきたら「キリが悪いところ」でやめる

ここで、集中力を持続させるために、ひとつ覚えておきたいコツがあります。

それは、勉強や作業を中断するとき「キリが悪いところ」でやめることです。

「今日はここまではやっておこう!」と頑張る人がいますが、これはかえって逆効果。なぜなら、**ものごとをやり切ってしまうと、次回は新しいことに取り組むことになり、脳は自然とおっくうに感じる**からです。

ですが、キリの悪いところでやめると、脳がいわばパソコンのスリープのような状態になり、作業を再開しやすくなります。

人は中断している出来事をよく覚えている

　人はまだ達成していないことや、中断している出来事のほうをよく覚えています。これを心理学では、専門的に「ツァイガルニク効果」といいます。

　この効果を生かすなら、受験や資格取得の勉強では、キリのいい単元や項目にこだわらないことです。ほかに仕事の企画書作成やアイデア出しなどでも、とにかくキリの悪いところで中断する。

　この効果を活用すると、自然と集中力が高まるはずです。わたしは学校で教えてもいいと思うほど、効果的な方法だと見ています。

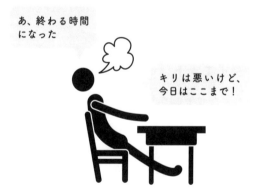

あ、終わる時間
になった

キリは悪いけど、
今日はここまで！

勉強の集中力を持続させるためのコツは、中断するときに「キリが悪いところ」でやめること。すると、脳がパソコンのスリープのような状態になり、次の機会に作業を再開しやすくなる。

74 生活習慣を整えることで 集中力をコントロールできる

POINT 「セロトニン」を低下させない

やる気が出ないのはセロトニン不足かもしれない

これまで述べてきた集中力を高める方法を取り入れても、日によっては、どうしても勉強に対してやる気が出ないときもあります。

そんな日は、脳内の神経伝達物質「セロトニン」が不足している可能性があります。86ページでも紹介しましたが、セロトニンには、ドーパミン（よろこび、快楽など）やノルアドレナリン（恐れ、驚きなど）などの情報をコントロールし、神経のバランスを整える働きがあります。

セロトニンが不足するとやる気がなくなり、ひどい場合はうつ状態に陥ることもあります。

極端なダイエットは心にも悪影響を及ぼす

セロトニンを合成するには、必須アミノ酸である「トリプトファン」が必要になります。しかし、必須アミノ酸は体内で合成できないので、食物から摂取するしかありません。

トリプトファンが多く含まれるのは、大豆、カツオ、マグロ、レバー、チーズなどの高タンパク質食材です。ごま、バナナなどにも多く含まれます。

さらに、アミノ酸が筋肉に取り込まれるには炭水化物も必要。ということは、いくら上記の食物を摂っていても、糖質をむやみに制

限するダイエットなどをしていると、そもそも体内に吸収されにくくなってしまいます。

▪ 生活習慣を整えると「やる気」も上がる

ほかにも、セロトニンの分泌にはお風呂にゆっくり浸かったり、ウォーキングをしたり、早寝早起きの規則的な生活をしたりすることも効果的とされます。メカニズムはまだ解明されていませんが、自分が「心地いい」と感じるリラックス状態が必要とされています。

端的にいうと、**日頃からバランスのいい食事と適度な運動を心がけ、心身をリラックスさせておくこと**。そんな整った生活習慣が、結局はやる気や集中力の向上につながります。

●**必須アミノ酸「トリプトファン」を多く含む食物**

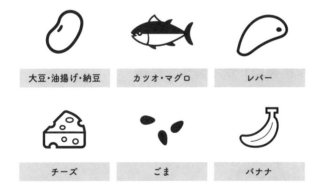

| 大豆・油揚げ・納豆 | カツオ・マグロ | レバー |

| チーズ | ごま | バナナ |

神経のバランスを整える働きがある「セロトニン」を合成するには、必須アミノ酸である「トリプトファン」が必要。ただし、必須アミノ酸は体内で合成できないため、食物から摂取する必要がある。

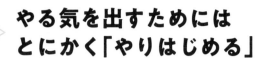

75

やる気を出すためには とにかく「やりはじめる」

POINT 脳はそもそも面倒なことが嫌い

● 「やりはじめる」からやる気が出るようになる

勉強でもなんでも、「やる気」を出すには、もうひとついい方法があります。

それは、とにかく「やりはじめる」こと。

「それができないんだよ」という人もいると思いますが、**脳にはいま取り組んでいることを続けようとする性質があり、やりはじめさえすれば、脳はその作業を続けるために働きはじめます。**

面倒だったり嫌だったりするからはじめられないのですが……最初は面倒に感じても、取り組むうちに脳はその作業に慣れていくのです。

● 「末梢神経」から働きかける

面倒な単元を勉強するときは、とにかくテキストを開き、いきなり解こうとするのではなく、解説などを読みはじめましょう。**やる気や集中力が出ないときこそ、指や手を動かして「作業をはじめる」ことが大切**です。

仕事の作業でも同じですが、「気分が乗らないな」「どうしようかなあ」などと考え込む前に、すかさずパソコンのキーを「指」で打ち、画面を「目」で見つめ続けることで、末梢神経（運動神経や感覚神経など）から中枢神経（脳）へと働きかけるわけです。

やってみると、「思っていた以上に進んだ！」という成功体験も
また、脳へと伝わっていきます。

■ 脳はいまやっていることを続けようとする

脳はとても「燃費が悪い」臓器です。高度な働きをしますが、
しっかり働くためには多くの酸素や栄養が必要になります。

そのため、脳は自然とエネルギーを節約しようとして、なるべく
いましていることを続けようとします。

つまり、面倒なことや嫌なこと、まったく新しい問題に取り組む
のがおっくうになるのは、あなたの性格の問題ではなく、そもそも
脳の構造に原因があります。

そんな脳の性質を逆手に取れば、やる気や集中力は、「やりはじ
める」ことで出るようになるのです。

あまりやる気は出ないけど……

とりあえず読んで
みるか……

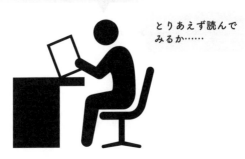

「やる気」を出すためのシンプルな方法は、とにかく「やり
はじめる」こと。脳はエネルギー節約のために、なるべくい
ましていることを続けようとするので、その性質を逆に利
用する。

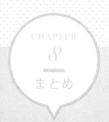

- ☑ 勉強は「楽しんだもの勝ち」。自分の「好き」の秘密を探っていけば、学びは楽しくなる

- ☑ 「自分ごと化」したエピソード記憶を活用すれば、学んだ内容を忘れにくくなる

- ☑ ものごとを漠然と受け止めず、積極的に「問いを立てる」と、ものごと同士がつながっていく

- ☑ 集中力が切れてきたら、「キリが悪いところ」で勉強をやめる

- ☑ とにかく「やりはじめる」から、次第にやる気が出るようになる

CHAPTER

9

幸運の
つかみ方

76

論理的に考えると
人生は「不公平」にできている

POINT 「運」を確率として考える

・人は「運」について様々な考え方をする

「運のいい悪いはとらえ方の問題」「運がいい出来事と悪い出来事は誰でも平等」「人生の帳尻は最終的に合うようにできている」

このように、人はよくわからない「運」というものについて、様々な考え方をするようです。

確かにどれも正しいように思えますが、実は**論理的に考えると、人生は不公平であることがふつうだ**といえます。

そこで、幸運と不運を、コインの裏表が出る「確率」として論理的に考えてみましょう。

・「幸運な人」と「不運な人」に分かれている

まず、コインの「表（＝幸運としてプラス1と計算）」が出る確率と、「裏（＝不運としてマイナス1と計算）」が出る確率は、それぞれ50％となります。

ということは、コインを投げ続けると一時的にどちらかに傾いたとしても、最終的にはプラスマイナスゼロ近辺で調整されることになるでしょう。

ただし、確率の計算は、あくまでコインを永遠に投げられるという前提で考えています。でも、あたりまえですが、実際の人生は有限です。

　コインを 1000 回しか投げられない人、 1 万回投げられる人、10 万回投げられる人と、人それぞれです。

　ということは、**幸運か不運かのどちらかに傾いている状態で、人生が終わる場合がある**ということです。

人生は「有限」である

　また、表と裏が出る確率はつねに 50% ずつであり、**裏が続いたからといって、「そろそろ表が出てほしい」という希望がかなえられるとは限りません。**

　前回の結果に左右されるわけではなく、それこそしばらく表が出続けても、裏が出続けてもおかしくはないといえます（現実的にはずっと出続けることはありませんが）。

　わたしたちはふだんつい忘れがちなのですが、「人生は有限」という揺るぎない事実に立ち戻ると、運に対する考え方も変わってくるのではないでしょうか。

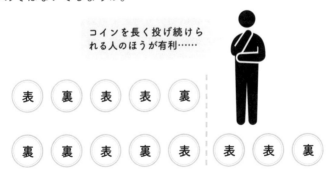

コインを長く投げ続けられる人のほうが有利……

表　裏　表　表　裏

裏　裏　表　裏　表　　表　表　裏

コインの「表（＝幸運）」が出る確率と、「裏（＝不運）」が出る確率はそれぞれ 50% となる。ただし、現実の人生ではコインを永遠には投げられない。

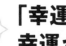

「幸運な人」には
幸運が起こりやすくなる

POINT 得た「幸運」をできるだけ生かす

「次はよくなる」とは限らない

前ページの内容を受けて、さらに「運」について考えます。

先に、コインの表と裏が出る確率は50％ずつであり、裏が続いたからといって、そろそろ表が出るとは限らないと述べました。

この「それまでの結果に関係なく、次に起こることの確率が決まる」過程を「マルコフ過程」と呼びます。

ただ、ここでのポイントは、実際の人生では「マルコフ過程」が該当しないことがとても多いということです。

幸運や不運は連鎖しやすくなる

例えば、わかりやすく学歴について考えてみると、いったん高学歴を得ることができれば、将来高収入の仕事に就く「可能性」は高まります。

高学歴によって得られる人脈や、自分に対する健全な自信などを含めて考えると、成功する可能性が高まると考えるのはおかしいことではないでしょう（あくまで可能性の話であり、そうではない人はたくさんいます）。

つまり、現実の人生では、いったん成功などの「幸運」を得ると、次はその幸運によって得たもの（学歴、お金、地位、人脈、環境……）をリソースにして、次の成功の可能性をさらに高めること

ができるわけです。

■ 運に頼らずに幸運の確率を上げていく

　論理的に考えると、運がいいか悪いかの確率は50％ずつであり、「そんなに大きな差にはならない」と感じるかもしれませんが、現実の社会を見ると決してそのようにはなっていません。所得格差をはじめ、是正すべき様々な問題があるのはあきらかです。

　ただ、ここでお伝えしたいのは、個人として**自分が望む幸福を得るには、ただ受動的に運に頼っていてはいけない**ということです。

　そうではなく、幸運の確率を「どのように上げていくか」という視点を持つことが必要になるでしょう。

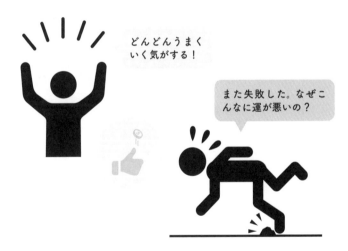

どんどんうまく
いく気がする！

また失敗した。なぜこ
んなに運が悪いの？

**論理的に考えると、運がいいか悪いかの確率は50％ずつ。
しかし、現実の社会では、幸運が幸運を呼び、不運が不運を
呼び寄せることが多い。人生を運任せにするのではなく、
幸運の確率を上げていくことを意識する。**

78

目標達成の勝率を高めるには 「言語性知能」を鍛える

POINT 運を引き寄せる言語性知能

▪ 勝率を高めるには「知能」を鍛えるのが早い

自分なりの目標へ向かって勝率を高めていくには、わたしは「知能」を鍛えることがもっとも確実な道だと考えています。

知能といっても、決してIQ（知能指数）のような特殊な知能ではなく、専門的にいうところの「言語性知能」のことです。

知能には大きく「言語性知能」と「非言語性知能」があります。前者は、読書や勉強などで身につけた知識や、積み上げてきた経験などを指します。

▪ 仕事や趣味を通して「言語性知能」は鍛えられる

「あれ、結局読書や勉強なのか」と思われるかもしれませんね。でも、たとえ読書や勉強をあまりしない人でも大丈夫です。

それこそ映画や音楽を「深く」楽しんだり、仕事を通じて実地の経験を増やしたり、人とコミュニケーションしたりするなかで、意識的に積み重ねていくことを心がければ、「言語性知能」はどんどん鍛えられます。

最近は教養の大切さがいわれるようにもなりましたが、教養もまさにこの「言語性知能」にあたります。

そして、この知能は、あなたが次なる成功体験へ向かうためのリソースになるものなのです。

日常のちょっとしたことを記憶するようにする

ちなみに、「非言語性知能」のほうは、**生まれつきある程度決まっている**とされています。いわゆる「地頭」といえばわかりやすいでしょうか。

例えば、未知の状況にも柔軟に対処できるような知能を指し、意識的に伸ばすのはなかなか難しいものになります。

ただし、伸ばすのは不可能ではありません。日常のちょっとした出来事などを記憶するように心がけるなど、短期的に記憶を蓄える「ワーキングメモリ」を広げる訓練を続けて鍛えることも可能です。

いずれにせよ、誰にでも取り組みやすい方法は、**読書や学びの経験をはじめ、人との交流の機会などを意識的に少しずつ増やして**「言語性知能」を鍛えることです。

これによって勝率を高め、運を引き寄せることができるでしょう。

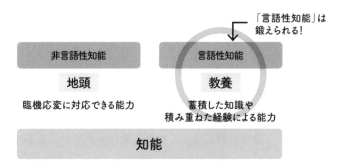

知能は大きくふたつに分けられる。「言語性知能」は、読書や勉強などで身につけた知識や積み上げてきた経験などを指し、「非言語性知能」は、未知の状況に柔軟に対処できるような知能を指す。

「言語性知能」を伸ばすには やっぱり読書が最適

79

POINT 運も引き寄せる言語性知能

■ 記憶のデータベースをうまく活用する

　脳科学的に見ると、人生の勝率を高めるための「言語性知能」は、脳の「側頭葉」に溜まっていく記憶のデータベースのようなものです。

　ここに読書や勉強で得た知識や、仕事や趣味を通して得た経験が蓄えられていきます。単なる人物名のような知識から、経験による考え方・対処法などのパターンまでを含みます。

　また、この記憶のデータベースを使いこなすのに必要になるのが、前頭前皮質にある「背外側部」という部分です。この部分でアイデア同士を結びつけたり、損得を計算して情報を取捨選択したりします。

■ 読書で鍛えた「言語性知能」を行動に生かす

　先に、「言語性知能」を伸ばしていくための方法をいろいろ紹介しましたが、有効な方法のひとつはやはり「読書」です。

　なぜなら、**本は言語によって情報が凝縮されているため、「言語性知能」を鍛えるうえで最適なツール**といえるからです。

　そこで、小説でもノンフィクションでも好きなものでいいので、書かれている発想やアイデアを学び、いま自分の目の前にある課題に応用してみてください。

ただ読んで終わりにするのはもったいないので、現実を変えるための行動まで落とし込むことで、いいアイデアをいくらでも生み出せるはずです。

■ 「言語性知能」は何歳からでも伸ばしていける

知識や経験を蓄える力（学習能力やスピード）そのものには、個人差があるのは仕方ありません。

ですが、「言語性知能」は何歳からでも伸ばしていくことができるのがいいところです。

「自分には発想力もアイデアもない」「年を取ったから勉強なんて無理」などといって、あきらめるのはとてももったいないこと。

「言語性知能」を生かしていけば、よりよいアイデアは何歳からでも生み出せるのです。

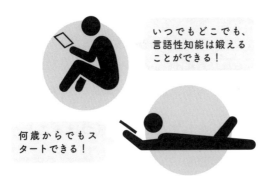

いつでもどこでも、
言語性知能は鍛える
ことができる！

何歳からでもス
タートできる！

本は言語によって情報が凝縮されており、「言語性知能」を鍛えるのに最適なツール。知識や経験を蓄える力や学習速度には個人差があるものの、「言語性知能」は何歳からでも伸ばしていくことができる。

本を「先生」にして学び
人生の目標へ近づいていく

80

POINT 「真似」は脳の基本的な学習プロセス

わたしたちは「真似」をしながら成長する

わたしたちが新しいことを身につけるときは、その「真似（まね）」をすることからはじまります。例えば、子どもの頃に言葉を覚えたのは、親やまわりの人が話す言葉を聞き、その真似をしたからです。

真似をすることは、脳の基本的な学習プロセスなのです。

これは自分の目標へ近づき、人生の運をよくしていくことにもつながります。それこそ自分のまわりにいる、うまくいっている人の言動を観察し、できるところを真似することで、ものごとに取り組む姿勢や考え方が変わることもあり得ます。

もう少し具体的に、仕事でなんらかのアイデアを求められている人は、取っ掛かりとして、同じ分野で優れた業績をリサーチし、真似をすることからはじめればいいのです。

近くにいる、デキる先輩の仕事ぶりを真似するのもいいですね。

丁寧に「真似」をしてはじめて気づけることがある

192ページで読書の効用について述べましたが、読書もただ漫然と読んでいたり、書かれたものをコピペして仕事や会話などで使ったりしていても、いいアイデアは生まれず頭もよくなりません。

しかし、優れた作品を模倣したり、美しい文章を書き写したりすると、その作品の本質や構造を理解しやすくなります。

そのプロセス自体が学びとなり、自分の血肉となるのです。

丁寧に真似をする作業は一見非効率ですが、**実際に自分の手で真似をしてはじめて気づけることがあります**。いいアイデアを出そうとしてひとりで考え込むのではなく、優れたものをどんどん真似していくことで、結果的に学びの速度を上げることができます。

大切な人と出会える機会があるとは限らない

読書が苦手な人もいると思いますが、ぜひ本に対する考え方を少しだけ変えてみてください。これまであなたは親や先生や上司や先輩をはじめ、自分のまわりにいる人たちに影響を受け、ある部分をどこか真似しながら生きてきたはずです。

でも、**人生ではそんな大切な人たちに出会う機会が、自分に都合よく用意されているわけではありません**。たとえ近くに素晴らしい人がいても、相性やタイミングが合うかどうかの問題もあります。

もちろん、まわりに誰も味方がいない場合もあるでしょう。

本のなかにだけはあなたの味方が必ずいる

ですが、本は読む者を選びません。そして、本のなかにだけはあなたの味方が必ずいます。そんな**本を自分の"先生"にして、その先生を真似し、学び、生きる力をつけていけばいいのです**。

しかも、本は読むのもやめるのも自由。わずらわしい人間関係もなく、自分の状況に合わせて好きなように学ぶことができます。

人生の目標を達成し運を開いていくには、誰かの協力を得ることが欠かせません。そして、本はいつでも、あなたの強い味方になってくれるでしょう。

81

覚えたことを人に話すと「生きた知識」に変わりやすい

POINT 人に話せば記憶に残る

脳にある知識をすぐに引き出すには

ここまで「言語性知能」を鍛える重要性について述べました。ただ、どれだけ読書などで知識を蓄えても忘れてしまったり、その知識を必要なときに引き出したりできなければ、実践的に生かすことはなかなかできません。

では、どうすれば覚えたことを「生きた知識」として、その都度引き出せるようになるのでしょうか?

五感を通して覚えた知識は記憶に定着しやすい

ひとつには、本なり資料なりを「繰り返し読む」ことがいい方法となります。なぜなら、同じ知識に触れる回数が多いほど記憶にも残りやすくなるからです。

ただし、「本を読む時間もないのに……」という多忙な人にとっては、あまり現実的な方法ではないかもしれませんね。

そこで、もっと手軽にできる方法があります。それが、**学んだことを「人に話す」**ことです。

五感を通して覚えた知識は、特に記憶に定着しやすくなりますから、覚えたことを忘れないようにするには、ふだんから使うことが大切なのです。

そこで、**本などで覚えた知識もすぐに人に話す**などして、とにか

く「使って」みましょう。

異なる刺激を得るため話す相手も変える

また、同じ話題でも話す相手によって反応が変わり、異なる刺激を得ることができるので、できれば意識して相手を変えながら同じ知識を話すようにすると、さらに記憶に残って忘れづらくなるはずです。

これは勉強に限らず、仕事や趣味などで毎日使っている知識が忘れにくいのは、それだけたくさん使っているからです。

「学んだことをすぐ忘れてしまう」「読んだことをほとんど覚えていない」と悩んでいる人は、ぜひ人にその内容を話すことを心がけてみてください。

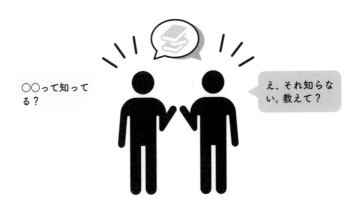

○○って知ってる？

え、それ知らない。教えて？

五感を通して覚えた知識は記憶に定着しやすくなる。学んだ内容を繰り返し読んで知識に触れる回数を増やしたり、人に話したりして実際に「使う」ことで、記憶により残りやすくなる。

実力や特徴が似ているなら勝負は「見た目」で決まる

82

POINT 「人は見かけによらない」こともない

人は「見た目」や「経歴・肩書」で判断する

わたしたちは自分で思う以上に、人を「見た目」や「経歴・肩書」などで判断しているものです。

「見た目」でいうと、例えば医師や警察官、ホテルで働くようなフォーマルな制服を着ている人を見ると、それだけでなぜか信用してしまいます。

その人の性格や実際の能力と、「見た目」に直接関係はありませんが、その人を判断するときに大きな影響を与えてしまうことがわかっています。

また、高い学歴を持っていたり有名企業に勤めていたりするだけで、その人の内実はほとんどわからないにもかかわらず、信用しがちになります。

目立った特徴を信頼する「ハロー効果」

これは心理学で、「ハロー効果」と呼ばれる心理です。ある人やものごとを判断するとき、**目立った特徴がひとつでもあれば、全体の判断や評価に大きな影響を与えてしまう**効果のことです。

「ハロー（Halo）」とは、キリスト像などのうしろにある光の輪のことで、仏像なら光背（仏像のうしろにある光明）を指しています。

つまり、警察官や社長といった肩書があれば、あたかも光明を持

つ存在であるかのように、「信頼するに値する」と判断してしまうことから名づけられたそうです。

脳は効率的に情報を処理しようとする

なぜこんなことが起きるのかというと、やはり脳はエネルギーを節約しようとするためです。その人としっかり向き合うよりも、ひと目でわかりやすい「見た目」や「経歴・肩書」を使い、効率的に情報を処理しようとするわけです。

これを逆手に取れば、もし自分と実力や特徴が似ている人がいたとするなら、「見た目」がよいほうが評価されやすいととらえることもできます。

そこで、190ページで述べた「言語性知能」を鍛えて、行動できる人になることを意識しながら、同時に「見た目」にも気を配ってみるのもいいと思います。

「見た目」に気を配ると評価も高まる

自分だけのオリジナルなスタイルを追求することはとても大切な姿勢ですが、面接や商談やパーティーといったコミュニケーションの場では、「相手が求めている姿」として適切に振る舞うことで、自分の立場を有利にすることも戦略になるでしょう。

そこでは自分のスタイルはさておき、まずは「見た目」に気を配るようにすると、相対的に評価が高まるはずです。

人間が持つ性質はどんな人でも基本的に大きくは変わりませんが、ある特定の社会や集団のなかにおいては、「見た目」から変えていくことで、新しい自分になることもまた可能なのです。

83

「面白いかどうか」で決めると幸福感が高まり健康にもいい

POINT 運任せではなく自分で決める

心の状態が健康に大きな影響を与える

心の調子によって体の状態は変わります。実際に体には、心の調子によって働きが変わる免疫系の物質があります。

その代表ともいえるのが、114ページでも述べた「ナチュラルキラー細胞」です。聞いたことがある人もいるのではないでしょうか。インフルエンザなどのウイルスが吸着して取り込まれた細胞を殺したり、がん細胞を減らしたりする働きがある細胞のことです。

また、痛みや炎症を和らげる「インターロイキン6」という免疫系物質も、心の調子によって分泌の度合いが変わるとされています。

迷ったときは「面白いかどうか」で決める

近年、心の状態が健康（免疫系の物質）に与える影響が、様々な研究であきらかになっています。こうした研究結果をもとに、ここで「運」について考えるなら、例えばある選択に迷ったときは、自分にとって「面白いかどうか」で決めるといいかもしれません。

誰かにいわれたからやるのではなく、運任せにするのでもなく、自分の面白さを基準にして選ぶと、幸せを感じることができて心の状態がよくなります。そうして結果的に、免疫系物質の働きをよくすることにもつながります。

ちなみに、かつてイギリスで52〜79歳の約3800人を対象にし

た追跡調査によると、主観的に幸福を感じている人は、そうでない人よりも死亡リスクが35%も低いとする結果が出ました。

▪ 正しいかどうかだけでなく「健康によい」選択を

ある選択に迷うとき、多くの場合「この選択は正しいだろうか?」と迷って、悩んだり不安になったりします。失敗したくない気持ちがあるのは仕方ありませんが、そんなときこそ、自分にとって「面白いかどうか」で決めるのはいいアプローチとなります。

失敗しないことも大切ですが、自分が「面白いかどうか」という条件のほうが幸せに生きるためには必要です。

そして、これは健康にとってよい方法だともいえるのです。

● 心の状態が「免疫系物質」の働きに影響を与える

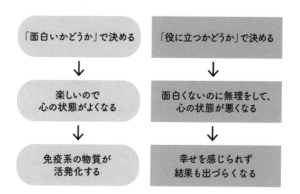

「面白いかどうか」で決める	「役に立つかどうか」で決める
↓	↓
楽しいので心の状態がよくなる	面白くないのに無理をして、心の状態が悪くなる
↓	↓
免疫系の物質が活発化する	幸せを感じられず結果も出づらくなる

選択に迷ったときは、人のいうとおりにしたり、運任せにしたりするのではなく、自分にとって「面白いかどうか」で決める。そのほうが幸福感は高まり、健康にとってもよい。

84

「運がいい」と思っていると実際に運がよくなる

POINT 「運がいい人」は問題に対処する

「自分は運がいい」と決めてしまう

いわゆる「運のいい人」の多くが実践している、とてもシンプルな方法があります。それは、「自分は運がいい」と決めてしまうことです。

なぜ「運がいい」と思うだけで実際に運がよくなるのか、確たる根拠がないようにも思えます。それだけだと、188ページで述べた過去の成功や実績なども特段必要なくなります。論理的に考えていきましょう。

「運がいい」人は同じ失敗の機会を減らしていく

例えば、あなたが仕事で大きなミスをしたり、パートナーとけんかしたりと、なにか失敗したとします。このとき、ふだんから「自分は運がいい人間だ」と思っている人は、「(運がいいのに失敗したのは)どこかに不注意や準備不足があったのかも」と考えることでしょう。

でも、いつも「自分はあまり運がよくない」と思っている人だと、「頑張ったのに失敗した。やっぱり自分は運が悪い」と考えてしまうのです。

つまり、「運がいい」人は、同じような失敗の機会を減らしていく一方で、「運が悪い」人は、次も同じ失敗をする可能性を高めて

しまっているわけです。

口に出していえばさらに脳に定着する

せっかく「自分は運がいい」と決めたのなら、それを実際に口に出していうこともおすすめです。

196ページで、「五感を通じて覚えた知識は記憶に定着しやすい」と述べましたが、脳の「海馬（かいば）」という部分に送られた情報が記憶として整理され、定着しやすくなります。

失敗した事実は同じだとしても、その後の対処行動によって大きな違いとなるのです。

脳のなかに新しい回路をつくるには最低3週間はかかるとされますが、「自分は運がいい」と決めてそれを続けていけば、幸運体質へと近づいていくことができるはずです。

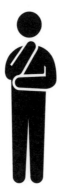

あれ？ わたしは運がいいほうなのに失敗した

ちょっと準備が足りなかったのかも？

「運がいい人」になるためのシンプルな方法は、「自分は運がいい」と決めてしまうこと。ふだんから「自分は運がいい」と思っている人は、よくない結果も冷静に振り返ることができ、同じ失敗の機会を減らしていける。

85

「思い込み」の力を生かせば
人生がいい方向へ動き出す

POINT 嘘の力は侮れない

■ 「よくなる」と信じると実際に症状がよくなる

「プラシーボ効果（偽薬効果）」について知っている人も多いと思います。

　これはハーバード大学の麻酔学者ヘンリー・ビーチャーによってあきらかにされた効果で、**効能がない偽の薬を飲んだ患者が「これは効く薬だ」と信じることで、実際に症状がよくなるなどの効果が表れる現象**を指します。

　また、偽の薬なのに、「効かない」「副作用がある」などと思い込んでいると、実際に悪影響が出る場合も見られ、「ノーシーボ効果」として知られています。

■ 死亡率さえも左右する「思い込み」の力

　そして、これこそが、まさに脳が持つ「思い込み」の力といえるでしょう。

「自分は運がいいほうだ」と思い込むだけならともかく、思い込みの力によって自身の健康状態までも大きく左右されるとなれば……、嘘をつくことのよい側面も、あらためて検討する必要があるのかもしれません。

　実際に、**「心臓病にかかりやすい」と信じている女性の死亡率が、そう信じてはいない女性の約4倍になった**とする研究結果もあ

るほどなのです。

▪ 「いい嘘」を使うのもコミュニケーションのひとつ

ここまで何度か紹介した「ラベリング効果」（48 ページ、126 ページ）も、ある意味では、嘘の力といってもいいでしょう。

たとえそれが本当のことでなくても、自分にとって望ましいラベルを相手に貼ることで、相手が実際にそのラベルのような行動をするように誘導できるからです。

このように、**大人ならば、自分や大切な人に対して「いい効果を与える嘘」を上手に使いこなすことも覚えておきたいコミュニケーションのコツ**です。

人生がいい方向へと動いていく可能性を、より一層高めてくれるはずです。

あなたは運がいいほうだよ

もっとやれると思うよ！

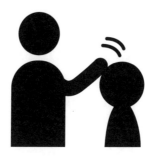

脳が持つ「思い込み」の力をうまく生かせれば、人生がいい
方向へと進んでいく可能性がより一層高まる。

「運がいい人」と一緒にいれば似た言動をするようになる

86

POINT 「運がいい人」といるだけでいい

「運がいい人」と行動をともにする

もし、あなたのまわりに「運がいい人だな」と感じる人がいるならば、ぜひその人と仲良くなって、なるべく行動をともにしてみてください。

もちろん無理をして一緒にいても、ストレスが溜まるだけで意味がありませんが、自然と一緒にいられるような人なら、たったそれだけの行動であなたの運もまた、どんどんよくなっていく可能性があります。

ミラーニューロンが「運がいい人」の行動に反応する

脳のなかには「ミラーニューロン」という神経細胞があります。これは自分が行動するときだけでなく、ほかの個体が行動するのを見たときにも、活発化する神経細胞のことです。

つまり、「運がいい人」の行動を見たときに、自分も同じ行動をしているかのように反応するわけですね。

まさに鏡に映る自分の動きのように感じる働きから、ミラーニューロンは他人の気持ちを理解し、共感できる能力にかかわっているとされています。

▪ 知らないうちに「運がいい人」に似ていく

そこで、もっと運を高めていきたいなら、自分で「運がいい」と思って口に出すだけにとどまらず、まわりに「運がいい人」を見つけて、なるべく行動をともにして、その人の言動をよく観察してみましょう。

ミラーニューロンによって、他人の行動の意図や目的を理解し、その理由（よろこびや悲しみなどの感情）まで読み取ることができるので、あなたがそれらの言動をしているかのように、ミラーニューロンがどんどん活発になっていきます。

そうして自分でも知らないうちに、あなたの考え方や価値観が少しずつ、一緒にいる「運がいい人」に似ていく可能性が高まっていきます。

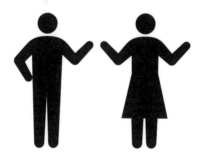

> この人って運がよさそうだから、
> なるべく一緒にいようかな

運がいい人と行動をともにしていると、自分の運もよくなっていく可能性がある。脳にはミラーニューロンという神経細胞があり、ほかの個体が行動するのを見たときに、まるで自分のことのように活発化する。

87

人は自分が見ている
目的地の方向へ進んでいく

自分の目的地を見続けよう

目標を達成できないのは「目をそらした」から

あなたがある目的地へ向かって歩んでいくとき、行き先は知っているつもりなのに、なぜか迷ってしまうことがあるはずです。

はじめから進む方向（目標）を間違えている場合もあれば、途中で集中力を失ったりなにかに気を取られたりして、やるべきことをやらなかった場合もあるでしょう。

もちろん、自ら目標をあっさり変えることもあります。実にいろいろな理由が考えられます。

お伝えしたいのは、それらの行動にはある共通点があるという事実です。

それは、**途中で迷ってしまうのは、目的地から「目をそらした」から**だということです。

人は見ている方向へと進む

あなたがある目標を決めたとすると、それは「目的地に（目印としての）旗を立てる」ような行為といえます。しかしながら、いつの間にかその旗から目をそらしてしまうために、目標を達成できないことが起こります。

人間には不思議な性質がいくつもありますが、そのひとつに、「自分の見ている方向へと進んでいく」という性質があります。

だからこそ、たどり着きたい目的地があるなら、そこから目をそらさずに、およそ目的地のことだけを考える必要があります。

ふだんから自分の目的地を意識する

よく「流れ星に願いごとをするとかなう」といわれますが、見たことがある人はおわかりのように、流れ星は突然現れて1、2秒ほどで消えてしまいます。

つまり、そんなわずかな時間にすぐに願いごとができるのは、ふだんからよほど目標を意識している人だということなのかもしれません。

ふだんから考え続けていることは、おそらくあなたが心底望むことのはずです。運に身を任せるのではなく、本当にやりたいことや行きたい場所（目標・目的地）を見続けていれば、あなたはきっとそれを達成することができるでしょう。

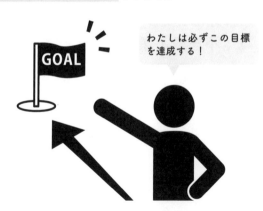

わたしは必ずこの目標を達成する！

目標を決めるのは、自分の目的地に「旗」を立てるようなもの。たどり着きたい目的地があるなら、そこから目をそらさずに、目的地のことだけを考える必要がある。

- ☑ 「幸運な人」には幸運が、「不運な人」には不運が起こりやすくなる

- ☑ 目標達成の勝率を高めるには、「言語性知能」を鍛えるのが早い

- ☑ 迷ったら運任せではなく、「面白いかどうか」で決めると、幸福感が高まり健康にもいい

- ☑ 「自分は運がいい」と決めてしまうと、不思議と運がよくなっていく

- ☑ 「運がいい人」と一緒にいれば、知らないうちに「運がいい人」に言動が似ていく

CHAPTER

10

人生の質を
高める方法

88

自分の「リソース」を見出し可能性を自由に広げる

自分を見失うから不安になる

● あなたにはどんな「リソース」があるのか

ときに自分の将来に不安を感じたり、希望を持ちづらくなったりすることがあると思います。なぜそんな状態になるのかというと、**「自分にどんなリソースがあり、どう生かしていけばいいのか」を見失ってしまうからだとわたしは見ています。**

先にも述べたように、例えば若い女性のなかには、将来を見越して結婚を急いでしまうような人がいます。なぜかというと、まわりから若さによって評価される期間に限りがあると刷り込まれるため、若さを失ったら終わりだ（＝結婚できない）と不安になるからです。

でも、少し立ち止まれば、これはおかしな考え方だとわかるでしょう。なぜなら、自分のリソースが若さしかないと思い込んでいるからです。

● 「やれることはいくらでもある」と考える

当然ながら、人は若さ以外にも様々なリソースを持っています。リソースというと学歴や知識や容姿などを思い浮かべがちですが、**「人の話を聞く力」や「人を安心させる性質」などもリソースになります。**

そのリソースを、需要と供給のメカニズムに照らし合わせて考え

れば、自分の能力やスキルを生かせる場所は必ずどこかにあります。「自分にはやれることはいくらでもあるんだ」と考えることが大切なのです。

▪ 自分を丁寧に扱えば可能性は広がる

結局のところ、それは「自分を丁寧に扱う」姿勢からはじまるのでしょう。

偏見に満ちた、世間一般的に評価されるような基準に振り回されたり追い求めたりするのではなく、**自分の性格や大切な人間関係を見つめ、自分自身を丁寧に扱えば、可能性は必ず広がっていきます。**

自分のリソースを少しでも生かす工夫を、できるところからやっていけば、将来の不安や悩みは軽くなっていくはずです。

●自分のリソースを探す

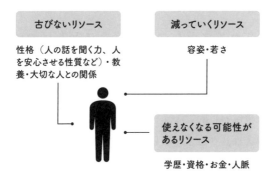

古びないリソース	減っていくリソース
性格（人の話を聞く力、人を安心させる性質など）・教養・大切な人との関係	容姿・若さ

使えなくなる可能性があるリソース

学歴・資格・お金・人脈

「自分を丁寧に扱う」姿勢を持つと、自分が持つリソースに意識的になれる。長期的に使えるような「古びないリソース」を見出すことがポイント。

89

「求められること」を磨き「得意なこと」を増やしていく

POINT 能力のマネタイズも大切

「自分になにができるのか」を探しておく

人間は、「自分はもしかしていらない人間なのでは？」と感じると、精神的に大きなダメージを受けてしまいます。

例えば、職を失ったときなどがわかりやすいですが、経済的な基盤が失われる以上に、**社会や会社から「いらない人間」だとみなされたように感じてしまうことのほうが、より強いストレスになるの**です。

そうして自分を追い込まないためにも、いまなんらかの不安を感じている人は、「自分になにができるのか」、いくつか軸を探しておくことをおすすめします。

「求められること」や「得意なこと」はなにか

軸を探すとき、自分の夢ややりたいことにこだわり過ぎる人もいますが、実は社会から「求められること」や「得意なこと」から探**すほうが、将来の可能性を描きやすくなる面があります。**

端的にいえば、なおざりにしがちな「自分の能力」のマネタイズ（収益化）にもっと着目し、能力を磨く姿勢がポイントです。

それが、将来の不安をなくしていく有効な方法となります。

▪ 「やりたいこと」と「得意なこと」を両方持つ

19世紀末から20世紀初頭に活躍した画家アルフォンス・ミュシャは、若い頃に描いたイラストやポスター作品で有名ですが、彼が情熱を傾けた油絵はあまり知られていません。

イラストやポスター作品は、どうやら彼が本当にやりたいことではなかったようですが、彼のポスター作品はいまだにとても人気があります。

そんなミュシャの作品を前にすると、わたしはやはり「得意なこと」は、できることとしてやるべきだと感じます。

「やりたいこと」はいつでもできますから、「得意なこと」や「求められること」を持っていれば、レジリエンス（適応力）が高まるでしょう。

●「やりたいこと」と「求められること」はどちらも重要

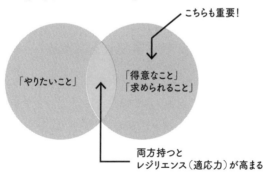

こちらも重要！

「やりたいこと」

「得意なこと」
「求められること」

両方持つと
レジリエンス（適応力）が高まる

「自分になにができるのか」という軸を、ふだんから探しておく。まわりの人や社会から「求められること」や、自分が「得意なこと」から探すほうが、将来の可能性を描きやすくなる面がある。

人生の質を高めるには
安易な結論に飛びつかない

POINT 「自分で考える」クセをつけよう

「ものごとの一般化」に注目する

これから自分の人生の質を高めていくには、どんなものごとも「自分の頭で考えるクセ」をつけていくのがいいアプローチになると思います。「考えるのが苦手」という人もいますが、そんな人は、まず多くの人がものごとを一般化しているような事象に注目して、それを考える材料にしてみてください。

「みんな〜しているから」「こんな人は〜のはずだ」

そのような言い方を耳にするときがありますが、**多くの人が「ふつう」「常識」「あたりまえ」とみなしている意見や考え方に注目して、それをあらためて自分の頭で考え直してみるのです。**

自分の「理由」や「基準」を求める

わかりやすい例として、ネットなどを見ると、実に多くの人が「不倫はよくない」と考えていることがわかります。でも、ここで「なぜよくないのだろう?」と考える人は、さほど多くはないかもしれません。

公言しなくても、自分の頭ではいくら考えてもいいわけです。「よくないと思うのはどんな理由がある?」「別に構わないという人はどんな理由でそう考えるのだろう?」などと、**自分の理由や基準を求めるクセをつけていくのです。**

▪ 答えが出ないことをそのまま抱えておく力

そうして自分の頭で考えることを続けていくと、安易な結論に飛びつかないようになります。自分にはその結論が腑に落ちるとは限らず、つねに疑って考えるクセが身についていくためです。

そしてわたしは、**自分のなかで腑に落ちなければ、腑に落ちないままにしておいていい**と考えています。

答えが出ないものごとを自分のなかに抱えておける力、それこそが、真の知的体力だとみなしているからです。

▪ 自分の頭で考えないと搾取される

「答えは○○だ」と白黒はっきりすれば気持ちよく感じるし、それを耳ざわりのいいワンフレーズで表現されると、「あの人は頭が切れる」「あの人はみんなの気持ちがわかっている」などとみなしがちです。

しかし、厳しい言い方をすれば、それは**思考が停止した状態**と同じなのです。

自分の頭でものごとを考えないでいると、それこそワンフレーズで多くの人を気持ちよくさせるポピュリストや詐欺師たちに搾取されるだけです。そうではなく、わからないことをわからないまま自分のなかで抱えておくこと。その居心地の悪い、不快な状態に耐え続けること。そうして自分の頭で「わかった」と納得できるまで、考えることをやめない姿勢が大切なのです。

いわば、**もやもやした感覚を「楽しめること」が本当の頭のよさを育んでいくし、人生の質も高めていく**のだと思います。

わかりやすさを求める時代には「違う意見を抱える力」が必要

POINT 多様な意見のなかで右往左往する

わたしたちが見ている情報はカスタマイズされている

SNSやウェブ検索、ネット広告など、いまインターネットを通じてわたしたちが見ている情報は、個別にカスタマイズされ、最適化された情報がその多くを占めています。

これをSEO（サーチ・エンジン・オプティマイゼーション：検索エンジン最適化）といい、自分に都合のいい情報だけが入ってくる環境がつくられています。

そしてこうした仕組みにこそ、わたしたちがものごとをニュートラルに考えるのを難しくする一因があるといえます。

人によってSNSは狭い世界となる

思えば、SNSで不特定多数とつながっていても、自分と似た意見や好奇心を持つ人が集まりがちになります。なぜなら、そうでなければ、自分とは違う意見を持つ人と関わることになり、不快な空間になるからです。

これは、いわば特定の集団内に閉じ込められた状態ということもできるでしょう。そうした身近な環境もまた、多様な意見からわたしたちを閉め出す要因になっているといえます。

▪ 答えがない状態に甘んじるのはエネルギーがいる

そうした環境が、テクノロジーの進化とともに否応なく進むなかでは、**むしろ自分とは相容れない意見をあえて取り込み、自分の頭で考える姿勢がなければ危険な状態に陥る**かもしれません。

217ページで述べたように、答えがない状態に甘んじるのは、脳にとって本来とてもエネルギーが必要なことです。答えを出せたほうがはるかに楽で効率的ですから。

しかし、他人のわかりやすい言動やある特定の考え方をすばやく受け入れることは、それを学んでいるようでいて、本当の知性でもなんでもありません。

▪ 自分とは異なる意見をどれだけ理解できるか

自分に合った意見を検索するなら誰にでもできるし、それこそこれからの時代には、人間よりも AI がかなり賢く効率的にやってくれることでしょう。

むしろ、**自分とは異なる意見をどれだけ理解しようとするかが、わたしたち人間の本当の知性のあり方**といえます。

いまわたしたちに必要なのは、すぐさまわかりやすい結論や成果などに飛びつくことではなく、脳は疲れるかもしれないけれど、異なる意見や考え方を咀嚼しながら、しつこく右往左往するあり方なのです。

本当の頭のよさとは
選んだ道を正解にしていく力

POINT 正解を求めるのではなく正解にする

わたしたちは過去に戻れない

過去に選んだ道（選択肢）を悔やんだり、失敗したと落ち込んだりすることは誰にでもあります。ただ、一度もう選んでしまった道なのだから、そんなときわたしは「選んだ道を正解にするしかないのだ」と考えるようにしています。

もちろん、いまからでもその道を選び直せないことはないですが、そのまま過去に戻ることはできません。

だからこそ、選んだ道を正しいものにしようと試みることが大切だと思うのです。

いまの自分の可能性や人との出会いを受け止める

これはあまり納得していない道を、「これが正しかったんだ！」と思い込み、苦しみをまぎらわせることではありません。そうではなく、この道を選んだことで生まれた自分の可能性や人との出会い、よろこびや苦しみを「これでよかったんだ」と受け止めるような姿勢です。

そんな姿勢こそが、受験や資格勉強などでは測れない、本当の「知」の力として試されるのだと思います。あたりまえですが、人生は試験ではないのです。

■ 選んだ道を正解にする過程に「知のよろこび」がある

そう考えると、はたして「頭がいい」とはなにかという疑問にも至ります。多くの人は頭がよくなりたいと願いますが、その「頭がいい」の中身を、各々が具体的に考える必要があるのでしょう。

わたしの場合は、学んでいるときでも休暇を楽しんでいるときでも、なにか新しい概念や出来事に出会うと、とてもいい気持ちになります。そんな「知のよろこび」に出会うには、どこかにある正解を探していても無理なのです。

それよりも、むしろ偶然の出会いを楽しむこと。つまり、正解を求めて勉強したり、ただ学歴を積み上げたりしていても、本当の「知」の力は身につきません。

リアルな人生においては、「選んだ道を正解にしていく」姿勢こそが、本当の頭のよさとなるのです。

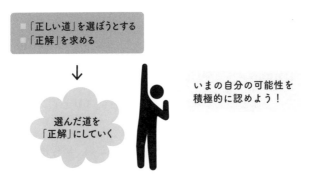

■「正しい道」を選ぼうとする
■「正解」を求める

↓

選んだ道を「正解」にしていく

いまの自分の可能性を積極的に認めよう！

過去に選んだ道（選択肢）を悔やんでも、過去に戻ってやり直しはできない。いまの道を選んだことで生まれた自分の可能性や人との出会いを、「これでよかったんだ」と受け止める。

ポジティブな固定観念を持てば実力以上の力を発揮できる

POINT 嘘でもいいから「できる」と思う

固定観念によって結果が左右される

先に、背筋を伸ばして胸を張るなどの力強いポーズを取るだけで、自然と自信が出たり前向きな気持ちになったりすることをあきらかにした、社会心理学者エイミー・カディの実験を112ページで紹介しました。

もうひとつ、彼女は興味深い実験を行っています。それは、被験者がある固定観念を持って試験に臨むと、その固定観念によって試験の成績が変わるというものです。

知らないうちにネガティブな固定観念に影響される

例えば、みなさんは「女性は理系科目が苦手」というような意見を聞いたことがあると思います。

でも実際のところは、そんなことは科学的に証明されておらず、迷信のようなものですが、これこそまさにネガティブな固定観念といえるでしょう。

ほかにも性別をはじめ、人種、国籍、年齢、居住地、学歴、社会経済的状態の違いなどによって生じる固定観念は、世の中の至るところにあり、わたしたちは知らず知らずのうちにそんな固定観念の影響を受けています。

上の例でいうと、「女性は理系科目が苦手」とまわりからいわれ

ていると、自分もそう思い込むようになり、実際に数学や理科の試験の点数が落ちてしまうことがあるのです。

■「わたしはできる」と思っていると能力を発揮しやすい

逆にいうと、この実験は、ポジティブな固定観念を持つと能力を発揮できる可能性があることを示唆しています。

「わたしはこれが得意だ」「わたしならきっとできる」「わたしは絶対に成功するだろう」と思っていると、自然と自信が湧いてきて、ものごとに前向きに取り組めるようになり、自ずと結果が出やすくなるということです。

うまくいく人は、こうしたポジティブな固定観念を（たとえ無意識であれ）活用しているのかもしれません。

そして、これは多くの人に取り入れやすい方法でもあるのです。

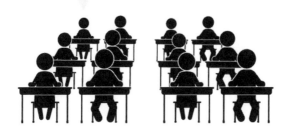

女性は理系科目が苦手らしい……

人は世の中の「ネガティブな固定観念」の影響を受けている。逆にいえば、「ポジティブな固定観念」を持っていると、自分が思った以上の能力を発揮できる可能性がある。

「身なり」を整えるだけで相手に見下されにくくなる

POINT 他人に「いい影響」を与えよう

▪ 人は「身なり」で人を明確に評価する

アメリカの心理学者であるレオナルド・ビックマンが面白い実験を行っています。

電話ボックス内に 10 セント硬貨を置いておき、無作為の被験者が電話ボックスに入ったところで、「すみません、そこに 10 セントがありませんでしたか?」と尋ねるのです。

このとき、尋ねる人には身なりのいい人とあまりよくない人を用意しておきます。

そうして実際にやってみると、身なりのいい人のときは約8割の人が「あ、これですね」と、お金を返してもらった一方で、身なりがあまりよくない人の場合はなんと約3割の人しか返してもらえなかったというのです。

▪ 他人に影響を与える簡単な方法

これは、198 ページでも紹介した心理効果「ハロー効果」が働いたものと解釈できます。

電話ボックスで尋ねてきた人の「内面」は被験者にわからないにもかかわらず、「外見」が違うだけで、被験者の判断に大きな差が生じたわけです。

この結果を考えると、他人をコントロールするまではいかないも

のの、身なりを整えたり男女ともにメイクをしたりすることで、かなりの程度、自分に都合のいいかたちで他人に影響を与えられることがわかります。

自分の気分も上がるといいサイクルが生まれる

身なりを整えるといっても、高級品などは必要ありませんから、比較的時間と労力をかけずに誰にでもできることでしょう。なにより身なりを整えておくと、自分自身の気分がよくなったりポジティブな気持ちになったりして、他人とのコミュニケーションに積極的になれるものです。

すると、相手の反応や評価がよくなることで、いい出来事が起こる可能性が増していきます。

あなたの人生の質を高めるために、ぜひ取り入れてほしい簡単な方法のひとつです。

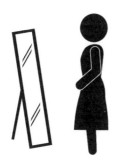

きちんとした身なりでいると、気分も上がる！

身なりを整えるだけで、自分にいいかたちで他人に影響を与えることができる。また、自分の気分がよくなりポジティブな気持ちになれることで、他人とのコミュニケーションもよくなっていく。

なんとなく不安なときは「直感」のメッセージに従う

「違和感」を大切に扱おう

直感は体からのメッセージでありアラート

「なにか嫌なことが起きる気がする」

「この人はなんとなく危なそう」

みなさんも、こんな感覚を覚えたことがあるでしょうし、意外とそのとおりだったということもあると思います。こうした「直感」は体からのメッセージ（アラート）として受け止め、それに従ったほうがネガティブな事態を避けやすくなります。

直感はこれまでの経験や想像力などをベースにして、無意識に危険を感じ取ったり、記憶から情報を引き出したりしてくれます。この直感のメッセージを正しく受け取れば、ものごとに正しく対処することができるのです。

人はどんなときに騙されるのか

ただ、直感や違和感が働きづらくなるときがあります。典型的なのは心が弱っているときです。

ストレスや、不安・恐れなどの感情に包まれていると、かえって注意深くなる人もいますが、たいていは違和感などに気づきにくくなります。

また、お腹が減っているときやお酒に酔っているとき、睡眠不足などでぼんやりしているときも要注意。正常な判断がしづらくなる

うえに、直感もあまり働かないので、そんなときは人にも騙されやすくなるのです。

違和感を打ち消してしまう同調圧力

さらに、「みんなこうやっているから」「あの人たちがそういっているから」という、まわりの人の意見や同調圧力にさらされる場面も要注意です。せっかくの直感が働いても、それを自ら抑え込んでしまい、みんなと同じ意見や行動になんとなく従ってしまうことがよくあります。

「なんとなく違和感がある……」

そんなときは、誰にでもあると思います。不安に正しく対処して、人生の質を高めていくためには、自分の直感からのメッセージを信頼し活用してみてください。

●直感が働きにくくなるとき

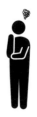

- ストレスにさらされている
- 不安や恐れなどの感情に包まれている
- お腹が減っている
- お酒に酔っている
- 睡眠が不足している
- 生活習慣が乱れている
- まわりの人に意見を押し付けられている

なんとなく不安だったり、恐れを感じたりするときは誰にでもある。そんなときは心身と生活習慣を整えることで、「直感」の力が働きやすくなるようにする。

「メタ認知」の力を高めて 間違った判断を未然に防ぐ

POINT 自分の認知を「認知」する

「メタ認知」が弱いと騙されやすくなる

世の中には騙されやすい人とそうでない人がいますが、騙されやすい人の特徴は、88ページで紹介した「メタ認知」の力が弱いことが挙げられるでしょう。

あらためて説明すると、メタ認知とは、「自分の思考や行動を客観的に認識すること」を指します。

このメタ認知を司るのが、前頭前皮質にある「DLPFC（背外側前頭前野）」という部分です。この部分は、計画性、論理性、合理性などを司り、ここが働きやすい人は知能も高いとされます。

自分の状態や思考を「客観視」する

先にまわりの意見や同調圧力によって、自分の直感や思考にブレーキをかけてしまう可能性について述べました。

そんな状態に陥らないようにするには、なによりも自分がいま置かれている状態や、自分の思考を「客観視」することがポイントになります。

いきなり「まわりの意見を気にしないように」といっても、心理的な抵抗が強いので、その前になるべく客観的かつ正確な情報を集めて、判断材料を少しずつ増やしていくといいでしょう。

そうして情報を集めて、ある程度自分で「やっぱり自分の意見の

ほうがいいな」となったとき、はじめて行動に移していけばいいのです。

　いわば「心のブレーキ」を少しずつ外していくイメージです。

まわりに左右されず自分らしく行動しよう

「こんなことをいったらみんなどう思うだろう？」

「これはわたしにはとてもできない」

　そんな恐れや不安、同調圧力に絡め取られて、自分の行動を抑えてしまわないように、これからは自分の思考や置かれた状態を冷静に見つめるように意識してみてください。すると、根拠のない言動に振り回されることも減っていきます。

　賢明な判断や行動は、冷静な「客観視」から生まれるということなのでしょう。

まずは客観的な情報を集めて、
判断材料を増やしていこう

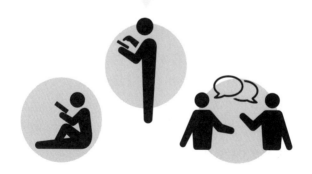

まわりの意見や同調圧力に絡め取られないように、なるべく客観的かつ正確な情報を集めて、まずは判断材料を増やしていく。

97

変化の激しい時代こそ 「時間がかかる」インプットを

意思決定は「急がば回れ」

脳には「速いシステム」と「遅いシステム」がある

人間の脳には、ふたつの意思決定機構があるとされます。これを専門的には「二重過程理論」といいます。

ひとつは「速いシステム」と呼ばれるもので、**様々な情報や出来事に素早く対応しようとするシステム**です。そして、もうひとつは「遅いシステム」と呼ばれ、**理性的かつ論理的にものごとを判断するシステム**です。

ただ、現代は情報量がむかしに比べて圧倒的に増えているため、多くの人は「速いシステム」を多く使いながら、変化の激しい環境をなんとか生きようとしているようです。

「速いシステム」の問題点

しかし、「速いシステム」には問題点があります。それは、意思決定のスピードを優先するため、限られた情報だけを重視する傾向があることです。

そのため**目につきやすい情報や、簡単でわかりやすい情報に飛びつきやすくなってしまう**のです。

フェイクニュースなどはその最たるもので、自分だけが煽られるならまだしも、場合によっては事実とはまったく異なる根拠のない情報を拡散させ、社会全体を混乱に陥れる可能性もあります。

▪ 情報の質が上がると人生の質も上がる

そこで大切になる姿勢は、**変化の激しい環境だからこそ、あえて「時間がかかるインプット」を心がける**ことです。

例えば、信頼できるメディアだけを閲覧するようにし、その情報も複数のメディアを比較して検討する必要があるでしょう。

また、ポータルサイトなどは必ず情報の配信元をチェックし、SNSや動画サイトなども、目を引くフォロワー数や再生回数に惑わされないようにすることが欠かせません。

手間暇はかかりますが、結局は「急がば回れ」です。インプットに時間をかけたほうが、判断のための材料の質が上がり、結果的に人生の質も上がっていくはずです。

● 脳のふたつの意思決定機構

速いシステム	遅いシステム
様々な情報や出来事に素早く対応することができる。一方で、意思決定のスピードを優先するため、限られた情報のみを重視する傾向がある。	理性的かつ論理的にものごとを判断することができる。意思決定のスピードは遅いものの、判断のための比較検討の質が上がる。

現代は情報量が圧倒的に増えているため、多くの人は「速いシステム」を使いながら、変化の激しい環境に対応している。一方で、目につきやすい情報や、わかりやすい情報、フェイクニュースなどに飛びつきやすくなっている。

ありたい自分として振る舞うと不思議とそんな自分になる

98

POINT 自分で自分を認めよう

わたしたちは「誰かの役に立ちたい」と思っている

人間の脳には、「誰かの役に立てた」「みんなから評価された」という「社会的報酬」を強く求める性質があると、108ページで述べました。

かつてハーバード大学で、「生産性を高める作業条件」を調べるための実験が行われました。工場における物理的な作業条件をいろいろ変えながら、どの条件のときにもっとも生産性が高まったかを探る実験です。

その結果は、被験者が「**自分たちは期待されている**」「**わたしは注目されている**」と意識したとき、生産性がより上がったとされています。

「期待されている」と思うと意欲が高まる

つまり、物理的な作業条件を整えることももちろん大事ですが、重要なのは、「(いい意味での) 他人から見られている」という環境をつくれば、意欲はより高まる (モチベーションが上がる) ということです。

人は注目されたり期待されたりすると、それに応えようとして意欲的になったり頑張ったりします。それによって、結果的に生産性が高まるのです。

これは実験を行った工場にちなんで、「ホーソーン効果」と呼ばれています。

自分で自分を励まして生きると人生の質は上がる

社会的報酬を求める欲求は、自分で自分をほめても満たすことができます。そこで、嘘でもいいので「ありたい自分」のように振る舞ったり、毎日自分をほめ続けたりしていると、不思議とそのような自分に変化することがあり得ます。

考えてみれば、自分で自分を認められる（ほめることができる）と、他人のことも認められるようになり、コミュニケーションが豊かになっていきます。価値ある人脈を築けるようになり、自然とチャンスが増えて成功へと近づいていけるでしょう。

自分で自分を励まして生きることが、人生の質を高めていくには欠かせない姿勢なのです。

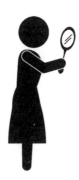

最近よく頑張っているよ

いつも自分らしくいよう

社会的報酬を求める欲求は、自分で自分をほめても満たすことができる。自分で自分を認められると、他人のことも同じように認められるようになり、コミュニケーションが豊かになっていく。

「善意の嘘」を使いこなし
お互いに得をすることを目指す

99

POINT 「嘘」は使いよう

嘘と真実の境目はけっこう曖昧

嘘でもいいので「ありたい自分」のように振る舞う効果について述べましたが、「嘘なら意味ないんじゃないの？」「嘘はよくないのでは？」と思った人もいるかもしれません。

しかし、わたしはそもそも、**嘘と真実の境目はけっこう曖昧なもの**と見ています。

例えば、仕事でなかなか成果が出ない部下がいたとして、成果が出ていない事実（数字・業績）だけを突きつけて「もっとしっかりやれ」というのと、「大分よくなってきているからもう少しで数字に表れるよ」と伝えるのとでは、相手の受け止め方はまったく変わるはずです。

「お互いに気分よく得をする」ことを目指す

嘘でもいいというのは、そんな「善意の嘘」のことを指しています。もちろん、嘘をつくことで相手を傷つけることもあり得ますが、上記の例のように本当のことを伝えることでかえって傷つける場合もあります。

境目は曖昧とはそういう意味であり、「本当のことをいえばいい」で済むほど人間は単純ではありません。

むしろ、**よりよい人生を送るうえで大切なのは、「お互いに気分**

よく得をする」ことを目指す姿勢ではないでしょうか？

「善意の嘘」を使えると「悪意の嘘」に騙されない

ふだんのコミュニケーションから「善意の嘘」を使いこなすように意識していると、詐欺やフェイクニュースといった「悪意の嘘」を見抜く力が養われます。また、ビジネスなどでは、相手をうまくほめるなどして駆け引きにも使えるかもしれません。

正直に生きることは大切なことですが、そのために悪意ある人に騙されたり搾取されたりしては、元も子もありません。

ときには嘘を柔軟に使いながら、自分と自分の大切な人たちを守ることが、幸せな人生を送るために欠かせないことなのです。

●「善意の嘘」は自分と自分の大切な人を守る

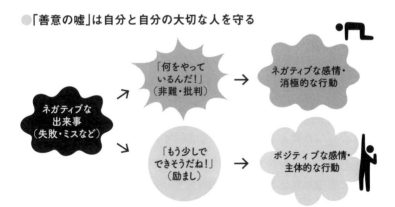

嘘と真実の境目は曖昧なもの。客観的な事実を見失ってはいけないが、コミュニケーションにおいては「本当のこと」を伝えればいいというものでもない。ときには「善意の嘘」を使って、相手を励ますことも必要。

人生でいちばん若いいまこそ新しいことに挑戦する

POINT 脳に新しい刺激を与えよう

時間が経てばあなたも成長する

将来についてあれこれ悩んでいるときは、時間の経過によって「自分自身も成長する」という事実を忘れがちです。

未来に成長している自分をうまく想像できず、いまの状態ばかりに注目してしまうため、必要以上に不安や恐れにとらわれてしまうわけです。

ふつうに考えると、時間の経過とともに経験値が増えていくので、できることは増えていきます。例えば20代でどうしても無理だったことが、40代になると自然にできるようになっていた経験をした人もいると思います。

いまこの瞬間が人生においていちばん若い

何歳になっても人生を楽しんで生きるには、**自分の評価軸を、成長するにつれ変えていくこと**が必要です。

「これがわたしのやり方だ」「もう年だから」というように、固定化した評価軸だけでいると、頭が固まりがちになります。

わたしたちはふだん生きるなかで忘れがちですが、いまこの瞬間が人生においてはいちばん若いのだから、人生でいちばん若いいまこそ、柔軟な評価軸で新しいものごとに挑戦し、思う存分に生きてほしいと思います。

■ 「いつもと違うこと」に少しずつ慣れていく

まずは日頃から、「新しいこと」「いつもと違うこと」に少しずつ慣れていきましょう。脳は怠け者ですぐにエネルギーを節約しようとするので、放っておくと慣れていることばかりをしようとし、新しい刺激が入らなくなります。

これまでの自分なら読まないような本を読み、聴かないような音楽を聴き、行かないような場所へ出かけてみましょう。すると、脳の前頭前野が活発に働きはじめ、新しい見方や考え方を学べます。

そのようにして「新しいこと」に慣れておくと、重要な決断を迫られたとき、新しい人生へと踏み出しやすくなります。

そうして何歳になっても変わっていける自分に気づき、健全な自信を持てたとき、不安や悩みは自ずと消えていくことでしょう。

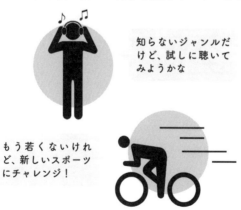

知らないジャンルだけど、試しに聴いてみようかな

もう若くないけれど、新しいスポーツにチャレンジ！

いまこの瞬間が人生においてはいちばん若い。人生でいちばん若いいまこそ、柔軟な心で新しいものごとに挑戦する。日頃から「新しいこと」「いつもと違うこと」に少しずつ慣れていき、怠け者の脳に刺激を入れていく。

☑ 自分のリソースを探り出し、「やれることはいくらでもある」と考える

☑ 安易な結論に飛びつかず、答えが出ないことを、「そのまま抱えておく」力をつける

☑ 正解を求めるのではなく、自分が選んだ道を正解にしていく

☑ 「わたしはできる」と思っていると、能力を発揮しやすくなる

☑ 自分の「違和感」を大切にして、なんとなく不安なときは「直感」のメッセージに従う

Staff

写真	川しまゆうこ
編集	岩川悟（合同会社スリップストリーム）、辻本圭介、横山美和
カバーデザイン	小口翔平＋後藤司（tobufune）
本文デザイン、DTP	木村友彦

Profile

中野信子 （なかの・のぶこ）

脳科学者、医学博士、認知科学者。1975年、東京都に生まれる。東京大学工学部卒業後、同大学院医学系研究科修了、脳神経医学博士号取得。フランス国立研究所ニューロスピンに博士研究員として勤務後、帰国。現在は、東日本国際大学教授として教鞭を執るほか、脳科学や心理学の知見を活かし、マスメディアにおいても社会現象や事件に対する解説やコメント活動を行っている。著書に『サイコパス』『不倫』（ともに文藝春秋）、『人は、なぜ他人を許せないのか？』（アスコム）、『脳の闇』（新潮社）などがある。

賢くしなやかに生きる
脳の使い方100

2023年6月14日　第1刷発行

著　者　　中野信子

発行人　　蓮見清一
発行所　　株式会社 宝島社
　　　　　〒102-8388
　　　　　東京都千代田区一番町25番地
　　　　　編集：03-3239-0928
　　　　　営業：03-3234-4621
　　　　　https://tkj.jp

印刷・製本　サンケイ総合印刷株式会社